JN330317

もの忘れは治る!

40代〜60代の「問題ないもの忘れ」と「危ないもの忘れ」

奥村 歩
Okumura Ayumi
おくむらクリニック「もの忘れ外来」院長

さくら舎

はじめに――〈もの忘れ〉の正しい理解に向けて

40代~60代の〈もの忘れ〉は認知症の前兆ではない！
自分の記憶の問題を現状認識して、〈もの忘れ〉の改善を!!

超少子高齢社会の日本。本稿の執筆を始めた矢先、衝撃のニュースが報道されました。認知症の患者数は、我が国において、４６２万人に達しているとの発表。

この数字は、２０１２年度までに、認知症専門医による厳密な診断基準のもとに施行された全国調査の結果によるものです。

これ以前の調査による、認知症者のカウントは、本人と家族への聞き取り情報が中心となった曖昧《あいまい》なものでした。しかし、今回の調査の結果、高齢者の3~4人に1人が認知症になるという実態が明らかになったのです。背筋の凍る思いです。

〈もの忘れ〉から始まるアルツハイマー病は、誰もがいつ巻き込まれてもおかしくない国民病です。そのアルツハイマーの病気の種は、実はすでに40代から始まっています。

そして、アルツハイマー病対応の決め手は早期発見・早期治療である、という医療情報が伝播《でんぱ》されているのが現状です。テレビ・映画・書籍でも若年性認知症が日常茶飯のテーマになっています。

そんななかに、自分自身の〈もの忘れ〉が、リアルに気になる中高年。ここのところ、日々、〈もの忘れ〉する40代〜60代の方々が自分自身に忍び寄る認知症の影におびえることは、私（52歳）も、とても共感できます。

「この患者さん、名前なんて言ったっけ？」「私のメガネどこいった！」「あっ、また同じ本を買ってしまった！」……。

こういったことがたびたびあるなかに、次のようなことも日常茶飯のものとなってきています。

情報が氾濫《はんらん》し、やるべきことが何かと多い日常生活。自分の〈もの忘れ〉は、疲れすぎ・働きすぎからくるものだろう。心配することはない「単なる年のせい」とは思うのだが。

しかし、それにしてもかなりひどい〈もの忘れ〉。ひょっとして、この〈もの忘れ〉は、「認知症の前兆なのかもしれない」と、しだいに不安が膨らみ追い詰められていく。

実際、私の《もの忘れ外来》を受診される方の年齢層、10年以上前は、70歳以上のご高齢の方々が主流でした。

ところがここ数年は、40代～50代の方は、当たり前。なんと、20代の若者もチラホラと。《もの忘れ外来》の若年化は加速がついてきています。

こんな状況には、マスコミも敏感。以前、私の《もの忘れ外来》が取材を受ける雑誌は、『わかさ』などシニア世代の健康雑誌と相場が決まっていました。ところが最近は、『婦人公論』『パンプキンクラブ』などのミドルエージの雑誌は常連さん、なんと、20代の方からのファッション雑誌『UOMO』などからも依頼が。

雑誌のテーマはいずれも、「あなたの〈もの忘れ〉は認知症の前兆？」といった怖い特集です。

ところが、認知症専門医の医療現場からの真実は、40代～50代で、認知症を発症する方は、実は、非常に珍しい。

中高年から悩み始める〈もの忘れ〉と、認知症の初期症状の〈もの忘れ〉は、まったくの別物です。まったく質が異なる〈もの忘れ〉なのです。統計学的にも、「40代〜50代の〈もの忘れ〉は99％以上、認知症の前兆ではない！」でしょう。

じゃあ、中高年の〈もの忘れ〉は心配ないのか？〈もの忘れ〉の不安を放置しておいてよいのでしょうか？

それは非常にまずい。中高年の〈もの忘れ〉とその不安は、実は、人生の疲労からくる脳の警告サインの一つだったのです。情報過多・マルチタスク（同時にこなすべきことが複数あること）・不安にさらされた私たちの脳が、悲鳴を上げているサインの一つが〈もの忘れ〉なのです。

この警告サインを無視し続けると、現在の健康が蝕《むしば》まれ、老後には、正真正銘の認知症が待っています。病気になるとか、そんな大げさな話ではないまでも、〈もの忘れ〉を感じ始める世代の方々に、ご自身の記憶への正しい認識を獲得し、豊かで楽しい老後への準備をしていただければ、と考え、本書を書き進めました。

性質《たち》の悪い氾濫した情報やストレスにさらされ続けると、私たちの、脳のエネルギーが枯渇します。車でもガソリンがなくなると走れなくなるように、エネルギーが減った脳は誤作動を起こし始めるのです。

こうした脳の疲労が、私たちの〈もの忘れ〉の原因と言ってもよいでしょう。疲れた脳では、記憶の情報処理機能が低下します。記憶という劇場を構成する三つの幕——記銘・保持（貯蔵）・検索（想起、取り出し）のいずれかの誤作動が、〈もの忘れ〉の正体です。

記憶力は、それぞれの生き方・考え方・職場や家庭での人間関係・食や環境などの生活習慣に大きく影響されます。脳の特性を理解し、日常生活の習慣を少しだけ変えることで、あなたらしい若々しい記憶力を取り戻せます。さらには、老いてもなお、新しい記憶力を作り上げることもできるのです。それと同時に、〈もの忘れ〉の不安は消滅してしまうことでしょう。

冒頭に記したように〝40代～60代の〈もの忘れ〉は認知症の前兆ではない！　自分の記憶の問題を現状認識して、〈もの忘れ〉の改善を‼〟とエールを送りたいと思います。

ですから、そんな本書が目指すものは、次の⑴～⑶の具体的な方法を紹介することで、よりよく生きていただくことです。それが本書の使命でもあります。

⑴皆さんの〈もの忘れ〉の正体とその原因を解明すること。ご自身の記憶の現状を認識していただき、その問題点を、日常生活を少しだけイノベーション（innovation）することに

よって改善していただくこと。

⑵そして、今の〈もの忘れ〉を解消していただき、〈もの忘れ〉の正体は認知症ではないことをご理解いただき、いらぬ不安を払拭していただきます。

⑶さらには、老に忍び寄る認知症を予防し、人生を豊かにする技術。これを皆さんにつかんでいただければ、著者としてそれ以上の喜びはありません。

奥村《おくむら》　歩《あゆみ》

目次

はじめに――〈もの忘れ〉の正しい理解に向けて　1

第1章　この「もの忘れ！」はボケの前兆？

「もの忘れ！」どこまでなら、アリですか？――500人アンケート　18

ビジネス編

「アポイントや会議・書類を忘れる」が断トツ　19
いったい何しに行ったの？　20
笑えない〈もの忘れ〉の数々　22

日常生活編

携帯電話からメガネ・財布・傘……　23

命にかかわる〈もの忘れ〉!? 25
お金から「自分の考え」、はては我が子までも 27
3人に1人がダブり買い 28
名前が出てこないなんて当たり前!? 家庭の平和の危機も 30

第2章 《もの忘れ外来》の最新事情

アルツハイマーとは似て非なる〝良性の〈もの忘れ〉〟 34
人の名前が覚えられなくなった議員の憂鬱《ゆううつ》 37
「あれ」「それ」「これ」が道具の名前の医師 40
私の携帯電話はどこ? 43
アレッ! どこに車、停めたっけ!? 45
ホテルの自分の部屋がわからない 48
「大好きな作家の新刊が出た!」と思って買ったら、すでに持っていた 50
私、鍵、ちゃんとかけたかしら? 51
恐怖のプレゼンテーション——頭が真っ白に 54

そりゃあ、〈もの忘れ〉もするでしょう　56

第3章 〈もの忘れ〉の正体とその撃退法

始まりは〝生活に支障をきたす〈もの忘れ〉〟かの判断　62
記憶の三つの幕――記銘・保持・検索　63
〈もの忘れ〉の正体1：情報の洪水が氾濫《はんらん》する　68
〈もの忘れ〉の解消法1：〝情報を吟味する〟シャーロック・ホームズの方法　70
〈もの忘れ〉の正体2：三つ子の〈もの忘れ〉は百まで　74
〈もの忘れ〉の解消法2：ワニはゾウを水中に引っ張り込んで戦う　76
〈もの忘れ〉の正体3：無味乾燥なものは頭に残らない　78
〈もの忘れ〉の解消法3：五感刺激法のすすめ　80
〈もの忘れ〉の正体4：「喉元《のどもと》まで出かかっているのに」は万国共通語　83
〈もの忘れ〉の解消法4：「記憶の宮殿」を利用した記憶術　84
〈もの忘れ〉の正体5：取り残されるかもしれない不安　88
〈もの忘れ〉の解消法5：ＦＯＭＯの解消　89

〈もの忘れ〉の正体6：頭が真っ白！　91
〈もの忘れ〉の解消法6：AKB48よりも用意周到なリハーサル　92
〈もの忘れ〉の正体7：疲労した脳　96
〈もの忘れ〉の解消法7：〈もの忘れ〉と関係が深い疲労度チェック　97

第4章　わかりやすい脳と記憶のカラクリ

記憶の三幕と脳との深い関係　100
「不安」はもの忘れの大敵　105
記憶は感情の色彩を帯びる　108

[コラム]　伝統的記憶術と脳科学

1：恐怖感の記憶術「川に投げ込まれる少年」　110
2：伝説の記憶術「記憶の宮殿」　112
3：『偉大な記憶力の物語』の主人公　114

記憶のネットワークをつくるのはシナプス　117
前頭前野《ぜんとうぜんや》は記憶の第3幕の主役　119

第5章　決めつけアルツハイマー症候群という病い

「ボケ」への世の中のシナリオ　122
「〈もの忘れ〉難民」急増中　123
アルツハイマーは40代の脳に、すでに、忍び寄っている……　124
認知症へのマスコミの脅迫　126
記憶至上主義社会の現実がもたらすもの　128
「決めつけアルツハイマー症候群」の存在　130
〝アルツハイマー早期発見チェックリスト〟の「お告げ」　132
〈もの忘れ〉がひどいのが認知症というわけではない　134
〈もの忘れ〉の真犯人は？　そして、今、私たちがやるべきことは？　135

第6章 それでも怖いアルツハイマー型認知症の正体

アルツハイマーに特徴的な〈もの忘れ〉とは？ 140
親の認知症に早く気づく方法 141
アクションで見つける技術 144
ボケと認知症の深い関係 146
アルツハイマーと認知症との深い関係 147
アルツハイマーの正体 149
脳の中のゴミ・アミロイドβ《ベータ》とＮＩＡ／ＡＡ 152

第7章 決定版！ アルツハイマーの予防

「認知予備力」を生活習慣でアップ 158
週に3回、1回30分の散歩程度か？ それともダンスか？ 159
取り入れてみたい「地中海式ダイエット」 163

コーヒー？　酒？　何を飲もうか？　167
毎日の昼寝を――脳の夏休み　169
身体に良いことは脳にも良い！　171
おわりに――豊かな人生の構築に向けて　173

もの忘れは治る！

――40代～60代の「問題ないもの忘れ」と「危ないもの忘れ」

第1章

この「もの忘れ!・」はボケの前兆?

「もの忘れ！」どこまでなら、アリですか？——500人アンケート

「もの忘れ外来：認知症の早期診断と早期治療のための医療機関」を主催して20年。〈もの忘れ〉に関する取材を雑誌社から受けることが、よくあります。

これらの多くは、年齢《とし》のせいからくる心配ない〈もの忘れ〉と認知症の始まりを意味する心配な〈もの忘れ〉の区別をする……という健康情報の提供を意図したもの。また、その対象となる読者は、かつてはシニア世代が主流でした。

ところが、最近では異変が起きています。近々で私が取材を受けたのは、［はじめに］でも記した『UOMO』という若者からナイスミドル向けのファッション雑誌。主たる読者層は35～50歳くらいらしく、毎月号の表紙は木村拓哉などの旬のスタイリッシュな俳優などが起用されているのです。

この若々しさが漂う、おしゃれな雑誌で、「もの忘れ、どの程度ならアリですか？」という、一見、場違いな特集が組まれました。その監修を認知症専門医の立場から私がさせていただいたというわけ。

編集者によれば、この世代の人たちも、自分の〈もの忘れ〉を深刻に悩んでいて認知症の

影におびえているといいます。ほんとうでしょうか？

実はこの特集に際して、各世代にアンケート調査が行われました。まずは、このアンケートの結果を中心に、その実情を見てみましょう。

ビジネス編

大きなトラブルにつながりかねないのが、仕事の〈もの忘れ〉。アンケートには、「ある、ある」と共感できるものが多いものの、大事に至ってしまいそうな「ヤバい！」ものまで、さまざまな声が聞こえてきています。

「アポイントや会議・書類を忘れる」が断トツ

そうしたなかで多いのは、以下のものです。なお、職業などはアンケートの記載のままとしました。

・「朝イチ得意先に直行」の約束を忘れてしまい、いつものように出勤してしまった。（45歳／会社員）
・司会を務めるはずの学会を忘れて職場で働いていた。（45歳／大学教授）
・自分の都合で変更した会議を忘れた。（43歳／課長）
・たいせつな社内会議を忘れて仙台に出張してしまった。同僚から「17時会議開始」の確認メールをもらって、慌てて新幹線「はやて」に飛び乗った。なんとか間に合った。セーフ！（37歳／サービス業）
・大事なプレゼンの資料作成を当日まで忘れていた！（45歳／団体職員）
・契約書を忘れてお客様宅に伺ったことが。「今日は契約前の最終確認に参りました」とその場を取り繕った経験が。（39歳／不動産）
・顧客に見られては困るマル秘資料を置いて、帰ってきてしまった。（38歳／会社員）

いったい何しに行ったの？

アポイントこそ忘れなかったが、現場や職場にたどり着いたものの「そこで……」、といったケースもあります。

・現場に着いたら、何のために行ったのか忘れてしまった。（41歳／建設）
・患者さんに頼まれて、病室に行ったのはいいけど、何を頼まれたか、スッカリ忘れていた。（44歳／看護）
・最後にやる大事な仕事を忘れて帰宅。部下に呼び出された。そういう日に限って、昼間ミスをした部下を「仕事に集中しろ！」と叱っていたりして。かっこ悪《わ》りー。（37歳／会社員）
・名刺と顔が一致しない。二度目の相手に名刺を渡したり。（39歳／営業）
・毎日会っている同僚の名前を忘れる。（45歳／製造）
・毎日のように手術で使う道具の名前が出てこない。（45歳／外科医）

なかでも、次の二つは同一内容のものが多数寄せられ、〝特別なことではない〟ことがわかります。

・先週、何の仕事をしていたのか思い出せないことがありました。それと同様に、今週は、どんな仕事から始めるべきか思い出せない。（38歳／会社員）
・上司（52歳）が朝言ったことをすっかり忘れて、夕方には朝とはまったく違うことを言い張って困ります。まさに朝令暮改。（35歳／会社員）

笑えない〈もの忘れ〉の数々

今やどんな分野でも活躍しているパソコン（ＰＣ）ですが、このＰＣがらみの〈もの忘れ〉は多数の「アレ～」のツールになっているようです。

・ＰＣでたいせつなファイルをどのフォルダに保存したか探しまくる、日々。（40歳／編集）
・解析データを暗号化してＵＳＢに入れておいたが、解読パスワードを忘れてしまった。結局、最初から作り直すハメに。（38歳／コンピュータ関係）
・まる１日かかって作成したファイルの保存を忘れて、コンピュータをシャットダウン。オレの１日、返してくれ！（42歳／事務）

これら以上に〈もの忘れ〉によってたいへんなことになっているケース。もはや笑っていられません。

・システムの修理依頼を受け、テスト段階で不具合を確認していたにもかかわらず、その部

分の改修を忘れ、本番環境にて発覚！　平謝り。（35歳／エンジニア）
・ホテルの予約をしたはずと思って出張したら、実は予約を忘れていた。インターネット格安料金が適用されず、正規料金を請求されて支払った。会社の経理にこっぴどく怒られた。（45歳／工務店）
・仕事で使う資材の発注を忘れ、作業本番に。資材がないため仕事ができず、仕方なく、その日は全員休みに。血の気が引きました。（39歳／管理職）

日常生活編

仕事以外でも〈もの忘れ〉は困ります。そして、日常生活での〈もの忘れ〉も多発しているのが現状です。

携帯電話からメガネ・財布・傘……

これらでは携帯電話がらみがダントツ。悲惨な目に遭う携帯も存在します。

・携帯電話を充電したまま、外出時に忘れがち。（36歳／販売）
・携帯をジーンズのポケットに入れていたのを忘れたまま洗濯！（44歳／教員）
・携帯を呼んでも家の中で鳴らず……。ヤバい、と青くなっていたら車の中に、ほっ。（39歳／内装）
・テレビに向かって、携帯のボタンを押していた。リモコンと間違った！（36歳／会社員）
・出張から帰ったら携帯がない！　ＧＰＳ機能を利用してパソコンで、携帯の居場所を検索したら、新幹線とともに移動中。（52歳／経営）
・いつもの場所に置いた携帯がない！　思い当たる場所を探しまくっても出てこない。一息ついて、お茶でも飲もうと冷蔵庫を開けたら、中から携帯が!?　いつ入れたんだ？（42歳／ライター）

続いては、メガネ。これはある面、定番のネタと言えそうです。でも、それだけに限りません。

・メガネをどこに置いたか忘れて、探しまくっていたらおでこに載せてた。（37歳／自営業）
・どこに置いたか、メガネを部屋中、探しまくっていたら、家内が風呂の洗面台で見つけた。

（52歳／自営業）

・出かける際に財布がどこにあるかわからなくなり大慌て。昨日から車の中に置きっぱなしだったことが判明。（47歳／経営）

・携帯は置いた場所を忘れても鳴らしてみればわかるけど、財布は鳴らないので、困ります。（35歳／システムエンジニア）

・免許証がなくて困っていたら、なぜかポストの中に？（37歳／建築業）

・雨がやむと１００％傘を忘れる。（41歳／保険）

ちなみに「おくむらクリニック」の傘立てでは、１か月に１００本以上の傘の忘れものが……。

命にかかわる〈もの忘れ〉⁉

健康を守るための薬や、安全を確保する鍵。生命の大事にまでもつながってしまうのではないか、と心配になる〈もの忘れ〉の声も聞かれます。

・朝、血圧の薬を飲んだかどうか不安になり、残りの薬のシートを調べた。それでも飲んだかどうかわからない。降圧剤を二度飲むのはヤバいと思って、その日はやめた。（49歳／医師）
・3日分の薬を2日で飲んでしまった。「オレ、アルツハイマーかも？」と落ち込んだ。（44歳／営業）
・家族旅行のときにいつもの睡眠薬を持参するのを忘れて……。一晩中、眠れなくて困った。（47歳／医師）
・家を出たあと、鍵をかけたかどうか不安になり、家まで戻って確認する。（39歳／事務）
・2階にモノを取りに行って、何を取りに行ったか忘れる。（44歳／派遣）
・電子レンジで温めたおかずを忘れ、そのまま食事が済んでしまうことが……。（48歳／主婦）
・仕事中に妻から電話が。「昨晩、最後のお風呂、あなただったけど。お風呂の栓、ちゃんと抜いた？」「抜いたよ。掃除までしたよ！」と答えると、「なぜか、今、お風呂が沸いてんですけど？」（40歳／会社員）

　このお風呂のケースのほかにも、火事の心配が……。

・ヤカンのお湯を沸かしていることを忘れてほかのことに没頭。（38歳／教師）

・居間でテレビを見てくつろいでいたら、寝室から煙たいにおいが。慌てて見に行くと、寝室の灰皿が火事に！　そういえば、帰宅して、寝転んで一服したっけ。（43歳／技術者）

・鍵をドアに差したまま、職場に行ったことがある。ストーブを、つけっぱなしで肝を冷やしたこともあるなあ。（40歳／造園）

お金から「自分の考え」、はては我が子までも

人によっては「命より大事」というお金。そんなたいせつなものほど「しまい忘れる」ようです。

・本棚の本に、へそくり5万円を隠しておきました。なんと、その本を、古本買い取りに出してしまった。回収後、店員に、そのことを指摘されて危機一髪。誠実な店員でよかった。（46歳／コンピュータ関係）

・通帳が見当たらず、妻が片づけたものと思っていた。後日、自分の本の間から出てきた！　なんと、自分がそこに隠ししまったことも思い出せなかった。（39歳／会社員）

ついには、「自分の考え」も〈もの忘れ〉となって……。

・今、オレ、なんて言おうとしてたんだっけ。とても、大事なことを言おうとしてたんだけど！（42歳／商店）

極めつけは、……次のものです。

・ショッピングセンターの託児所に息子を預けたことを忘れて帰りかけ、途中で気づいて慌てて迎えに！（38歳／飲食業）

3人に1人がダブり買い

「しまい忘れ」から転じて、かなりに多いのは不用品の購入。アンケートからは、33％がそうした〈もの忘れ〉をしています。

・漫画の単行本をしょっちゅう二度買い。家に帰って前に買った同じ本を本棚で発見。最近

も、帰りの電車で、読み始めた途端に気づき……。またやっちゃった！（36歳／公務員）
・「大好きな作家の歴史小説。新刊が出た！」と思って買ったら、すでに持っていた。（47歳／会社員）
・レンタルＤＶＤを何度か重複。最後のほうまで見て、「あっ。このサスペンス見たことある」と気づく始末。（41歳／警備員）
・中古のＣＤを買ったら、家にすでにあった。（35歳／工場）
・ワクワクしながらＡＶを借りてみたら、以前見たＡＶで萎《な》えた。（42歳／システムエンジニア）
・アマゾンで買おうとしたら、「あなたは、○月△日に同じものを買ってます」との表示。救われた。やっちゃう人が多いんだろうなあと思った。（44歳／会社員）
・冷蔵庫に同じ野菜がたくさんある。（44歳／主婦）
・以前、失敗したなと思ったラーメン屋に何度も通う。（46歳／会社員）
・スーパーで珍しい調味料をいろいろ物色して買った。同じモノが何個も家にあって驚いた。（38歳／主婦）

これらは次章ほかで述べる〝習慣・自動思考・無意識〟からの産物です。その延長により、次のようなダブリ買い以外にもある買い物での出来事を引き起こすことにもなります。

・ショッピングセンターで、どこに駐車したのか、わからなくなってしまった。（44歳／会社員）
・自動販売機でお釣りだけとって、タバコを忘れた。（43歳／カメラマン）
・買い物に行ったのに財布を忘れてレジでキャンセル。格好悪い。（37歳／公務員）
・何を買うか、行った店で忘れてしまった。（36歳／プログラマー）
・買うものをメモしておいたのに、メモを忘れた。（39歳／エンジニア）
・コンビニまで自転車で行き、買い物を済ませて、自転車を置いたまま歩いて帰宅。（52歳／販売業）

名前が出てこないなんて当たり前⁉　家庭の平和の危機も

おそらく、多くの方が「あれっ⁉」と、いわば実感する〈もの忘れ〉は、人の名前や物品の名称等の失念ではないでしょうか。以下のようなものです。

・昔の友人と町でバッタリ。最後まで名前が思い出せず。（42歳／建築）
・かなり有名な芸能人の名前が出てこない。あの番組の○○さん、△△に出てた人？（43歳／船長）
・旅先で、マクドナルドのドライブスルーが混んでいた。……ドライブスルーという言葉が出てこなくて、帰宅するまでずっと考えていた。（35歳／美容師）
・昨夜の晩ごはんを食べたレストランの名前が思い出せない。（38歳／カメラマン）
・「母さん。あれとって」「あれでは、わかりません」「アレじゃなくてそれ」「あーそれね！」（50代／夫婦）

それでも、ここらへんなら苦笑の段階で済むかもしれませんが、次のような夫婦や家族に不和を醸し出す危険なものになりかねないものもあります。

・結婚記念日を毎年、忘れてる。（42歳／医師）
・奥さんの実家への道順を、いつも忘れて、怒られてばっかり。（38歳／コンピュータ関係）
・奥さんに質問すると、「それ、この前も話したじゃん。私の話をロクに聞いてないの！」（46歳／会社員）

・妻と一緒に行った映画の内容をほとんど覚えていない。あとで言われて、思い出せない。（40歳／人事総務）
・嫁を車に乗せ忘れて出発。わざとじゃありませんよ。（36歳／商社）

でも、こうしたよくある〈もの忘れ〉が、ほんとうに認知症へのサインとなっているのでしょうか？［第2章］では、その真実に迫ってみましょう。

第2章

《もの忘れ外来》の最新事情

アルツハイマーとは似て非なる〝良性の〈もの忘れ〉〟

ここでは、実際に私が《もの忘れ外来》を中心に相談を受けた具体的な症例を通して、〈もの忘れ〉を観察して、その正体を探ってみます。

実は、相談のほとんどは、前章のアンケートと同内容のもので、寄せられた声への〝処方《しょほう》箋《せん》〟ともなっていくはずです。

さて、《もの忘れ外来》で、中高年の皆さんから最も多く相談を受けるのは、「最近、人の名前が出てこない」という〈もの忘れ〉です。人の名前が出てこない。俳優さんや政治家の名前が出てこないのなんて当たり前。

「そうそう、あの人、あの人、去年、アカデミー賞をとった人だったけど……なんて名前だったっけ。昔、ファンだったんだけどなあ」

こんな調子での〈もの忘れ〉です。また、物の名前も出てこない。

「母さんあれとって」「これ、これ」「それじゃ、わかりません」

そんなふうに、会話は「あれ、これ、それ」のオンパレードの熟年夫婦もいらっしゃいます。

もちろん、なんとか固有名詞を思い出そうと努力はしています。しかし、あがけばあがくほど空回り。「喉元《のどもと》まで出かかっているのに」もう一息がうまく吐き出せないというのです。けれども、テレビの中の人の名前が出てこないだけならまだ許せる。生活には困りません。しかし、大事な人に関してそうなれば、「親友の名前が出てこない！　これってアルツハイマー？」と、不安も高じてきます。

先日、私の《もの忘れ外来》を受診したＫさん（58歳／会社員）は深刻な顔つきをなさっていました。以前から知り合いのＫさんは、私の診察室に入ると開口一番。

「先生、私は、とうとう、アルツハイマーになってしまいました。この前は、ひどい〈もの忘れ〉で冷や汗をかきました」

駅でばったり再会した、Ｋさんの学生時代の友人の名前が出てこなかったようなのです。その友人は、Ｋさんにとって、昔からのかなりの親友。一緒に卒業旅行にも行った間柄。Ｋさんは、その友人との立ち話の最中になんとか彼の名前を思い出そうとあがきました。いち早く、「懐かしいなあ、○○よ！」と友人の名前を声高らかに発したい。しかし、焦れば焦るほど名前が遠ざかっていく気がする。イライラする。相手に、自分がソワソワしていることを感づかれるのではないか、とさらに焦る。

そして、ついに、近いうちの再会を誓って別れるまで友人の名前は、とうとう出てきませんでした。

Kさんは、冷や汗をかきながらも、自分の不自然さを感づかれたようすもなかったことにはホッとして、階段を駆け下りました。その瞬間、「そうだ！　荒井！」と友人の名前をようやく思い出したのです。

このKさんのエピソードは、アルツハイマーの初期症状なのでしょうか？

このような〈もの忘れ〉は、アルツハイマーの〈もの忘れ〉とは似て非なるものです。アルツハイマーに特徴的な〈もの忘れ〉とは、人の名前にせよ、物の名前にせよ、「見たこと・聞いたこと・体験したこと」の記憶が、頭の中、もとい、脳の中から、すっかり消滅している状態なのです。

それに対してKさんの〈もの忘れ〉は質が違います。Kさんの脳の中から、友人の「荒井」の名前は消滅して出てこなかったのではありません。頭のどこかの隅に「荒井」はしまわれているのですが、うまいタイミングで取り出せなかっただけなのです。

Kさんのように、友人の名前が出てこないといっても、友人の存在のイメージや全体像は忘れていなくて、ただ、名前だけがタイミングよく取り出すことができなかっただけなのです。このような〈もの忘れ〉は良性の場合がほとんどです。

人の名前が覚えられなくなった議員の憂鬱《ゆううつ》

中堅の国会議員のSさん（48歳／政治家）と、スポーツクラブのラウンジで一緒になりました。Sさんと私は、旧知の仲です。いつもは明るいSさんが深刻な顔つきです。

「先生。私は、もうだめです。人の名前が覚えられないんです」

「出会いが多いお仕事ですから職業病じゃあないのでしょうか」

「先生。笑いごとじゃあないんですよ。初めは、寄る年波には勝てないとタカをくくっていたのですが、たいせつな支援者の名前も出てこなくなってきて、死活問題ですよ。私は、認知症かもしれません。一度、しっかりと診察してくださいよ……」

政治家は人の名前を覚えることが大きな仕事です。一度しか挨拶《あいさつ》をしたことがない有権者であっても、２回目に会った際に、「○○さん、こんにちは」と対応できれば、「あの政治家は私の名前を覚えていてくれた！」と1票につながるかもしれません。

そのため、たいていの政治家は、初対面の人でも、一度で人の名前を覚えて、忘れないようにする記憶術を自分なりに習得しているものです。私も、政治家などの職業の方に記憶術を伝授する講演をすることがあります。本書でもその一部を［第３章］ほかに紹介しましたので、ご参照ください。

ともあれ、以前のSさんは、まさしく、人の名前の記憶術の達人でした。人の名前どころか、以前その人としゃべった細かいことまで覚えているので、周りの人々が舌を巻くほどでした。ところが最近、調子が悪いようです。

早速、Sさんは、私の病院の予約をとって、後日、受診されました。

診察結果は、認知機能やＭＲＩ（磁気共鳴画像法）検査など、まったく異常なし。認知症の気配はまったくありませんでした。しかし、この結果がわかってもSさんはまったく安心できませんでした。

「先生、問題がないと言われても、実際、困っているんです。どうして人の名前が覚えられなくなってしまったのですか？」

「オーバーワーク（overwork）と疲労と、そして、失礼ながら老化現象でしょうね」

私たちの脳の仕組みは、よくコンピュータにたとえられますが、実は似て非なるものです。コンピュータであれば容量が許すまで、いくらでも情報がストックされます。さらに、情報を取り出すときは、検索をかければ瞬時に応答できます。

私たちの脳は、年齢を経るにつれて、この「覚える」「取り出す」という単純作業に関しては機能が低下してきます。このコンピュータにたとえられる記憶機能が人間で最も優秀なのは10代です。10代の私たちは、貪欲に知識を吸収し、それを取り出すのもお手のものです。

しかし、20代になるころには、早くも老化が始まります。覚える機能も取り出す機能も錆《さ》びついてくるのが自然の摂理です。しかも、10代より20代、年をとるごとに私たちの情報量は増えてくるため、ＴＰＯに合わせて、必要な情報を取り出すことはますます手間がかかります。

膨大な記憶の泉の中から、沈んでいる小さな金貨を探し出すようなものです。

人の名前の記憶を例に考えてみましょう。

幼稚園児の人間関係は、友人でも10人程度の名前を覚えていれば、こと足りるでしょう。知人の名前を呼ぶときは、10人のなかから１人を検索するのはわけのないことでしょう。

ところが年齢を重ねるとともに、知人の数は加速度的に増えていきます。学生時代よりも社会人になってからのほうが、知人は増えるでしょう。さらに、ライフスタイルにもよるのでしょうが、退職する熟年時代まで、その数は増え続けるでしょう。

ましてＳさんのように、人と多くかかわったもん勝ちの職業を選んだ場合、脳は人の名前でパンパンになることは想像に難くありません。Ｓさんは職業柄、かなり無理をして、加齢による限界に挑戦してきていたのです。

これまで、日々出会った人の名刺をスクラップブックに張り付けて、その人の似顔絵を描き、印象と特徴、そして、もし次に再会した場合は、開口一番に発するセリフのシュミレーションなどを記すという。このノートはすでに、１００冊を超えているようです。

しかし、さすがのＳさんも少し疲れてきました。今まで連想法がうまくいって、人の名前がとっさに出てきたのは、脳のエネルギーが満ち足りていたからです。疲れと老化でガソリンが枯渇してきて、このネットワークがうまく働かなくなったのがＳさんの〈もの忘れ〉の原因だったのです。

私は、Ｓさんに、ご自分の脳は休めて、記憶の仕事を、外注することをお勧めしました。外注とは、秘書や携帯電話・ＰＣなどツールに依存することです。外付けハードに記憶を依存していることを有権者に隠す必要はありますが。

「あれ」「それ」「これ」が道具の名前の医師

これは、ある脳神経外科医ドクターＸ（43歳／男性）の話です。彼は、日夜、手術に明け暮れ、忙しい日々を過ごしていました。不規則な生活ではありますが、彼は、体力も気力も充実して元気そのもの。彼自身も、学生時代、ラクビーで鍛えた体力は、まだまだ老化とは無縁であると、健康に自信を持っていました。

ところが、です。最近、手術中に、オペの道具名が出てこないことが気になり始めたのです。脳神経外科の手術の場合、一瞬たりとも、術野（手術をしているときの対象・脳神経外科の場合は、ずばり脳！）から目が離せません。術者（オペをする人）は、術野に釘づけになりながら、看護師さんに「メス」「コッヘル」などと、次に使う道具を呼んで、手だけを伸ばして、手渡ししてもらうのです。皆さんもテレビなどの手術シーンでお馴染《なじ》みですね。

ところが、です。日々の手術でドクターXは道具の名前がスムーズに出なくなってきたのです。しかも、最近使い始めた特殊な道具の名前ではありません。もう20年近く使っている、彼にとっては馴染み深いありふれた道具の名前が出てこないのです。

３月までは、その〈もの忘れ〉に困りませんでした。ドクターXには、長年連れ添った熟練した看護師さんが、道具出しについていてくれたからです。ベテランの「できる」看護師は、術者と一心同体です。ドクターXが次に、何を使うか、先回りして用意しています。ドクターXの手が伸びたと同時に、ドクターXが声を出さなくても、ピシッと的確な道具が手渡されます。

状況は４月に変わりました。オペ室の人事異動で、ドクターXの担当の看護師さんが新人さんになったのです。

「次、あれ」

「先生！　あれではわかりません」

「ほら、骨を削るやつだよ！」

「ドリルですか？」

「違う！　こうやって使うやつ」とドクターXのジェスチャー。

「はい、はい。鋭匙《えいひ》ですね」

「それ、それ」

一事が万事、こんな調子です、手術の能率が悪くてしかたがありません。

ドクターXのこの〈もの忘れ〉は心配なのでしょうか？

外科医には、二つのタイプがあります。手術中、無口で手術に没頭するタイプとよくしゃべることでリズムをとるタイプの2種です。

ドクターXの場合、前者でした。オペ中は、必要最小限の次に使う道具の名前のことしか口にしないのです。ところが、一心同体の看護師さんに恵まれてからは、道具の名さえも、呼ばなくてもよい習慣がついてしまったのでした。この習慣に馴れて、ドクターXは、一言もしゃべらないで、手術に集中する習慣がついたのです。

これは、道具の名前を脳から検索して声を発するのに要するエネルギーをも節約して、手術に没頭する「無我の境地」ともいうべき状態です。ドクターXが、いつも使う道具の名前が出てこないことは、むしろ、患者さんにとっては、好ましいことなのです。先ほどの〝心配〟には、答えるまでもないでしょう。

私の携帯電話はどこ？

最近、必要なものがなかなか見つからなくて困ってしまう。会社では、重要な書類が出てこない。なくさないように、わざわざ、わかりやすい場所に保存したはずなのに。パソコンの中のファイルも見つからない。満を持して、バックアップをとっておいたＵＳＢ（フラッシュメモリ）も見つからない。いくつものＵＳＢを呼び出してみるが、肝心のファイルだけが、なぜか見当たらない。朝から、ファイルを探していたら、いつの間にか昼休みだ！

それにメガネや携帯は、日常茶飯で見失ってしまう。少し探して見つかったときは、いつもほっとしてうれしい。しかし、いつもうまく探せるとは限らない。

Ｓさん（38歳／女性）は、最近、携帯電話をよく紛失するという悩みで、「おくむらクリニック」を受診しました。先日は、出張から帰宅したら携帯電話が見当たりませんでした。そこで、自宅のパソコンで、携帯電話のＧＰＳ機能を利用して検索してみました。

すると今、Ｓさんの携帯は、熱海にあるようです。１時間後は名古屋に移動しています。

どうやら、携帯電話は東京から東海道新幹線の下り旅に出たらしい……。新幹線の車内で置き忘れたか・落としたかした携帯電話が、乗車員や清掃係に発見されないで、東京から折り返しの新幹線の車内に潜んで旅立ったのです。

こういうことって、単なる老化現象!? それとも、すでに自分にも、認知症の影がひたひたと近づいてきているのだろうか? Sさんは、最近読んだ雑誌の認知症特集で、「単なる年齢のせいからくる心配ない〈もの忘れ〉と、認知症の前兆の心配な〈もの忘れ〉の区別は、日常生活に支障があるかどうかである」というフレーズが頭に残っていました。

かくして、このように携帯電話をよくなくして困っている自分は、認知症かもしれないと心配になり、《もの忘れ外来》を受診したのでした。

私はまず、こう質問しました。

「今回、携帯電話をなくされた新幹線では、何かしていましたか?」

「はい。週末の会議の準備のために、パソコンで書類を整理していました」

「その最中に、電話がかかってきたのですね」

「はい」

「電話が終わったあと、また、パソコンに集中されたのですね」

「はい」

忙しすぎるのです。人間は、同時に二つのことに集中することはできません。一度に何人もの人の話を聞けるのは聖徳太子くらいのものです。たいていは、一つのことにしか集中できないようになっているのです。

Sさんは、書類の整理に集中していたのでしょう。その最中で電話がかかってきて、席をはずして電話の対応をしたのですが、気は、書類の作成に向かったままのため、その対応は反射的となり、うわの空で電話を片づけたのでしょう。その際に、携帯電話を、座席などに置き忘れてしまったのでしょう。

Sさんの〈もの忘れ〉の正体は、二つ以上のことを同時にする「マルチタスク」によって、一つのことに集中するあまり、他の行動がおろそかになるという生理的な現象です。

携帯電話やメールやネットが当たり前の時代になって、注意力の分散による〈もの忘れ〉問題が深刻になってきています。これらのツールとの付き合い方を再考すべき時期にきているのでしょう（［第3章］89ページ参照）。

アレッ！　どこに車、停めたっけ⁉

Iさん（52歳／コンビニ店経営）が奥さんに付き添われて、《もの忘れ外来》を受診されました。奥さんの話によれば……。

「先生、主人のようすが最近、おかしいんです。先日も、スーパーマーケットの駐車場に、車を停めて買い物を済ませたんです。主人たら、自分で停めた車の場所をスッカリ忘れてしまって……、10分以上も探し続けました」

「最近の郊外のスーパーは巨大だから、よくある話ですよ。お2人で、駐車場に迷ったということは、奥さんも同じことでしょう」

「いえいえ、私は、車の運転はいたしませんし、もともと方向音痴で。しかし、主人は、方向感覚が達者で、運転もとても上手だったんです。ところが最近、スーパーの駐車場で停めた位置は忘れるし、ちょくちょく、車をこすったりする事故もあるんです。

先日、先生のご本を読んだんです。アルツハイマーは、〈もの忘れ〉だけではなくて、方向音痴になる症状も出ると書いてありました。夫は、若年性認知症の始まりではないか心配になったんです。うちの子は、まだ高校生。これから大学受験で、主人に病気になられちゃったら困るんです」

「ご主人様自身も、ご自分のことがご心配なんですか？」

「はい。最近、なんだか少し調子が悪いのは事実です」

「わかりました。しっかり、診察させていただきます」

診察の結果は、Ｉさんは幸い認知症ではありませんでした。しかし、Ｉさんの集中力と注意力は、確かに低下していました。

私から、Ｉさんへのアドバイス。

「Ｉさん。病気というほどではありませんが、少し疲れていますね。私たちは、働きすぎたり、ストレスが過剰になると、体が疲れるのと同じように脳も疲れるんです。脳が疲れすぎると、集中力や注意力が低下するんです。こんな状態では、一度にたくさんのことをしないことが重要です。

特に車の運転なんかは危険ですから。できるだけ乗らないこと。どうしても乗らなくてはいけない場合は、安全運転だけを考えてほかのことを考えないこと……」

そんなことはＩさんも百も承知です。最近、自損事故をしてしまったＩさんは、スーパーで駐車する際にも、安全運転に集中しようとして、神経を張り詰めさせていたのです。駐車一つでも、神経を研《と》ぎ澄《す》まさないと、ついつい、奥さんの愚痴や息子さんの受験話に干渉されそうになるからです。

混雑している駐車場で空いている場所を目ざとく見つけ、とにかく、事故を起こさないように安全に駐車したＩさんには、そのことに神経を使いきって、停めた場所を覚えておく余力はなくなっているのです。

駐車した車の位置を覚えておくのは、助手席の奥さんの仕事にしましょう。さらに、運転中のご主人には無理難題の話を聞かせないように心がけてください。

ホテルの自分の部屋がわからない

Sさん（47歳／商社勤務）は、「最近、出張のとき、ホテルの自分の部屋がわからなくなるんだよね」とつぶやきました。先日も、福山のビジネスホテルでひどい目に遭ったと言うのです。

深夜、外出先からホテルに戻って、エレベーターに乗りました。

「確か、8階だった」「エレベーターを降りて左に曲がったはず」

ここまではよさそう。しかし、自分の部屋の番号が、8？？と思い出せない。最近のホテルキーはたちが悪い。携帯しやすいカードタイプになったのはいいが、部屋番号が書いてない。カードを紛失した際のセキュリティーを考えてのものだから仕方がないが、昔の棒状のプラスティックに、堂々と部屋番号が刻み込まれたレトロな鍵が懐かしい。

Sさんは、「確かこのあたりだ」と恐る恐る部屋のドアのキー・センサーにカードをかざしてみた。赤色ランプ！「ダメだ」。隣の部屋も赤信号。「ひょっとしたら、階自体が間違っているのでは？」という疑念が。諦《あきら》めたSさんは、エレベーターで、フロントまで戻った。幸いフロントマンは暇そうにしていた。

「すいません。自分の部屋の番号忘れてしまったんですけど」恥ずかしい……。

スマートなフロントマンは自然な対応をしてくれた。きっとSさん以外にも多くの人が、同じことをしでかしているのだろう。

このような〈もの忘れ〉は、年齢を重ねれば目立ってくるのは仕方がないもの。部屋の番号や電話番号など、無味乾燥な数字を脳に仮登録して、必要な短期間のみ保存しておく記憶のことを「ワーキングメモリ」と言います。訳すと、「作業記憶」と呼ばれています。それ自体に意味を持たない記号のようなものを一時的に脳にとどめておく記憶機能です。ホテルの部屋の番号なんかは、一晩だけ覚えていればよく、次の日には不要な情報なのですから。

そして、この機能は年齢とともに衰えていく傾向があります。機械的な記憶能力ともいえるワーキングメモリは10歳代でピークを認めます。ワーキングメモリとは、歴史の年号や英単語を記憶する能力と同じで、熟年層は若年層に勝てるわけがないのです。

私も、最近は、自分のワーキングメモリに、見切りをつけています。これらの機能を復活させようとする野望なんて持っていません。諦めているのです。その代わり、対策を練っています。

1人旅の際は、自分の部屋の番号が書かれたホテルカードを財布のカードホルダーにしっかりと保存すること。さらに、手帳のカレンダーの欄に、今日の部屋番号を、しっかり書き込んでおくのです。部屋の番号を脳に刻むより、道具に覚えさせるほうがずっと手間がかからないようです。

「大好きな作家の新刊が出た！」と思って買ったら、すでに持っていた

［第1章］のアンケートでも明らかになったように、二度買いは誰もがしでかしているようです。アマゾンにもダブり買い防止機能がついているくらいですから。

Yさん（47歳／会社員）は、林真理子が大好きです。小遣いが少ないYさんには1冊数千円もする単行本の出費はいたいのですが。林真理子の新刊が出るとどうしても買いたくなります。文庫本化されるまで待つことができないのです。新聞や本屋の新刊コーナーで、新刊を見つけると無性に買いたくなります。

最近も、偶然、眼に入った店で、気になる新刊を見つけて、衝動買いしてしまいました。けれど、電車内で、早速、読み始めた途端に気づいたのです。「アレ、読んだことがあるぞ。少し前に同じ本を買ったんだ！　やっちゃったかな？」

やっぱり、帰宅した家の本棚には、すでに同じものが。Yさんは、自宅近くの馴染みの本屋で、同じ本を買っていたのです。人間は、非日常的な空間で行った行動はよく覚えているものです。皆さんも、旅先で買った本のことは覚えている傾向があるでしょう。しかし、逆に日常化している空間での常道化した行動は、意識にのぼりにくいものなのです。

Yさんも、日常的に通う同じ本屋さんでの買い物は無意識のことが多いのです。今回も、お気に入りの作家の新刊を自動的に買って、自宅で少し読んでいた記憶は、意識化されていなかったのです。それはYさんにとって反射的な記憶に残りにくい経験だったわけです。

それでも、Yさんは、いつもの本屋であれば、その本の二度買いはなかったかもしれません。ところが、外出先の初めての土地の店という変わった状況に置かれて、新刊が新鮮に映ったのでしょう。

私、鍵、ちゃんとかけたかしら？

Sさん（32歳／女性）は、とても几帳面《きちょうめん》で少し神経質な性格です。そして、現在のSさんは、仕事が生活の中心。郊外の実家を出て、職場に近い都心にアパートを借りて１人暮らしをしています。そんなSさんが私の《もの忘れ外来》に相談にみえました。

「先生、私、外出したあと、アパートのドアに鍵をかけたかどうか心配になるんです。それが、毎日のようになんです。どうしても心配で不安でたまらないときは、駅から引き返して確認に帰るんです。いつも、ちゃんと鍵はかけてあるんですが……。

この前、〝これは異常だ〟と自分でも思ったのは、出社後に鍵をかけたかどうか心配になって、お昼休みに、わざわざ電車に乗って帰宅までしたときです。これって、病気ですか？」

Sさんの問題で心配なのは、鍵をかけ忘れるという〈もの忘れ〉ではなく、自分がいつも〈もの忘れ〉をしているかもしれないということに対する不安感のほうです。

そもそも、外出時にドアに鍵をかけるという日課のような行動をしたかどうかという記憶は、意識に残るものなのでしょうか？

答えは、NOですよね。歯を磨く・手を洗う・鍵をかけるといったような日課の行動は「手続き記憶」といって身体の記憶であって、脳の意識にはのぼっていないことが多いのです。その行動を開始するスイッチさえ入れれば、その後はスムーズに身体が動き、無意識に行動が遂行される性質があるのです。

自転車に乗るという行動も手続き記憶のなせる業《わざ》です。自転車に乗るときに、「まずは、ハンドルを握って、まず左足をペダルに載せて、助走をつけて、その後、サドルにまたがって、右足でもペダルを踏む」ということをいちいち、意識しませんよね。身体が反射的に学習された行動を遂行しているのにすぎないのです。

この身体で覚えた記憶は、脳のうち、小脳が司令塔になっているのです。小脳は大脳とは異なって、意識にのぼる記憶には関係していません。無意識の身体の記憶なのです。

私たちの日課としている行動は、かなり手続き記憶による自動的で反射的な行動で成り立っています。つまり、行動の大部分は無意識で、うわの空の行動なのです。

慌ただしいサラリーマンの朝、起床して、洗面、歯磨きをして、着替えをする。時間が許せば、コーヒーを飲んで、その後、出かける。これら毎日の行動は、無意識の世界です。いちいち、今日も歯を磨こうなどと考えたりはしないはずです。

それと同じで、外出する際も、今日も鍵をかけようと気合を入れる人はいないはずです。身体の赴くままに反射的に行っているうわの空の行動を、あとから改めて回想しても記憶があやふやなのは当然のことです。さて、誰もが、朝、ドアの鍵をかけたかどうかの記憶なんかは曖昧《あいまい》なものであることは、脳科学的な観点からも自然なことはご理解いただけたと思います。では、Sさんはどうしたらよいのでしょうか。

月に１～２度くらい、駅に向かう途中で引き返して、鍵の確認に向かうくらいならようすを見ていてもよいのですが、Sさんのように毎日心配だったり、昼休みに確認に帰らなくては気が済まないレベルでは、生活に支障が出ます。

このように生活に支障が出るレベルの確認症は、「強迫性障害」と呼ばれたりします。専門的な医療の手当てが必要な場合もあります。さらに強迫性障害には、慢性疲労・気分の落ち込みや不眠症などが合併することも多いのです。

鍵をかけたかどうか心配する生活に疲れて、気分が落ち込んでいくのか、不眠になって頭がボーッとして、うわの空の行動がエスカレートして強迫性障害に至るのか。ニワトリが先か卵が先かの関係にあるといえるでしょう。

いずれにせよ、これらの症状が出るのは、脳の疲れが、原因であることは間違いありません。Sさんには、体も気持ちも休めてもらいたいものです。

恐怖のプレゼンテーション——頭が真っ白に

ある日の昼下がりのこと。午前と午後の診療の合間の休憩中、大学の脳神経外科の後輩のY先生（38歳）が、私のクリニックを訪ねてきました。Y先生は、新進気鋭の脳神経外科医なのですが、この日ばかりは神妙な面持ちで、悩みごとを打ち明け始めました。

「奥村先生、僕は、あがり症なんです。先日の国際学会の講演発表も、緊張しすぎて、失敗してしまいました。本当は、先生のように、格好良く、原稿もなしで、聴衆に向かって堂々と講演したいのですが……。

僕にはとても無理なので。先日は、綿密な原稿を用意しました。初めの数分は、読み上げ原稿を凝視しながら話していきました。でも、このままでは、あまりにも無味乾燥な講演になってしまいそうな気がしました。なんだか聴衆からも白けている雰囲気が漂ってくる感じもしました。なんとかしなければと、焦ったときに、今回の発表で、最も重要な内容に差し掛かったのです。そこで僕は、ジェスチャーも交えて、自分の言葉で話そうと、両手でポーズを決めて、思い切って、原稿から目を離したのです。

その瞬間に、頭にカーッと血がのぼった感じがしました。次の言葉を探したのですが、頭が真っ白になってしまいました。言葉が出てきませんし、出てきても噛《か》み噛みです。これはダメだと思い直して、再び原稿を棒読みする作戦に戻りました。

ところがです、次に話すべき内容の原稿の箇所を見失ってしまって……。その後も、しどろもどろに。あ、今思い返すだけでも……、穴があったら入りたい気分です。

今日は、お忙しいところ、恐縮ですが、僕は奥村先生のように講演の才能がないみたいです。そこで、なんとか、講演のコツを教えていただきたいと思いまして、来てしまいました。お願いします」

「上質な講演には才能もコツも関係ないよ。けどね、Y先生が講演でうまくいかない原因は、明らかだね。それは、不安感」

人は、「また、うまくいかないのじゃないか」などと失敗のイメージを膨らませて、不安に押しつぶされると、本当に失敗します。それは、不安によって、脳の機能が大きく抑制されてしまうからです。不安感はコミュニケーション能力を大きく低下させます。記憶機能の観点から言えば、不安が強いときには、63ページからに紹介する記憶の第3幕の検索機能がうまく働きません。常日ごろ、脳からすらすら湧き出してくる言葉・発想も、不安感が強いと、日の目を見られなくなってしまいます。

これが、不安感が募り、緊張で頭が真っ白になるという状態です。私は、たいせつな後輩のY先生のためにも、本書の［第3章］92ページに不安を手なずける方法を書いたのです。

そりゃあ、〈もの忘れ〉もするでしょう

Pさん（38歳）は、看護師です。独身時代は、救急病棟勤務でした。深夜勤務に明け暮れる忙しい日々を過ごしていました。几帳面で確実な仕事ぶりが定評なナースでした。

そんなPさんも結婚をし、子宝に恵まれたのを機会に、休職期間に入りました。育児も仕事と同様にテキパキとこなし、充実した毎日を過ごし、気づけば、下の子も幼稚園に入園す

る年齢まで成長しました。

根っから、仕事が大好きなＰさん。ぼちぼち復職したい気持ちが募っていたところ、近所の病院で看護師のパートに臨時採用の募集がありました。この８月から、月~金曜の９時から16時までの病院勤務を始めたのです。下の子は、17時まで、保育園で面倒をみてもらうことにしました。かなりのブランクがあったこともあり、復職は、とてもたいへんでした。

もともと人の命を与《あずか》る職場です。さらに、以前の病院と勝手が違いました。医療の現場は日進月歩。独身時代のＰさんが働いていたころとは、病気や薬の名前一つとっても大きく変わっていました。さらに、Ｐさんが最もストレスを感じたのは、コンピュータや機器類の変化です。

以前は、ナースのカルテである看護記録や紹介状も、紙に手書きでした。ドクターからの点滴類の指示書も紙ベースでした。ところが現在は、すべて電子化がなされてペーパーレス（paperless）のオーダリングシステム（紙やペンを使わない、パソコンに入出力のみで仕事をこなすシステム）。すべてパソコンに向かわなければ、業務が進みません。

Ｐさんは、どちらかというとアナログ人間だったのです。仕事に早く慣れるために、パソコンと睨《にら》めっこの日々が続き、Ｐさんは、すっかりお疲れモードで、ぐったりです。患者さんとの会話を生きがいにしていたＰさんですが、患者さんに笑顔を振りまく余裕がありませんでした。

昼食もろくに摂らないで頑張るのですが、午後からフト気づくと、子供のお迎えの時間が迫ってきています。周りのナースは涼しい顔でテキパキと仕事をこなしているのに。新しい仕事がなかなか覚えられなくて、能率が極めて悪い自分に腹が立ってきます。

中途半端が大嫌いなPさんは、完璧に仕事をこなさないと納得がいきません。看護師長に、「Pさん。お子さんのお迎えの時間でしょう。今日はもういいから、帰って、帰って」と言われて、余計に惨めな気持ちに。

そんなPさんは、しだいに体調不良に。持病の頭痛・肩こりが悪化。夜は、疲れ果てているのに熟睡することができません。ある日のことです。Pさんは〈もの忘れ〉によって、仕事で大きなミスをしてしまいました。

Pさんは、昔の同僚だった私の《もの忘れ外来》を訪れてきました。

私を見ると、「先生、助けてください。私、ボケちゃったの」と泣き出しました。

皆さん、この話を読んで、どのような感想をお持ちでしょうか?

「Pさん、疲れすぎ。慣れない仕事に育児に家事。無理をしすぎ。そんなに疲れていれば、頭も身体も動かなくなって当たり前でしょう」といったところでしょうか。

このように、他人事ですと客観的に体調不良の原因はわかりやすいもの。しかし、人間はどうやら自分のことになると、メタ認知（幽体離脱した自分が自分の身体を眺めるように、自分を客観的に認識すること）が働かなくなるみたいです。

実際、私の《もの忘れ外来》を受診される若い方には、Ｐさんのようなケースがあとを絶ちません。〈もの忘れ〉は記憶の問題。記憶の問題は脳の問題。脳の問題は、身体の問題。身体の問題の最大の敵は疲労なのです。

特に、Ｐさんのように、もともと優秀で、根性がある人ほど、疲労の結果が〈もの忘れ〉という形で発覚する傾向を認めます。なぜなら、身体の不調を顧みず頑張りすぎてしまうからです。

普通であれば、疲労は、頭痛やめまいという身体の不調という形でＳＯＳを発し、ご本人に休息を促します。頑張り屋さんは、この身体のＳＯＳサインを無視し、その結果、脳のエネルギーは枯渇し、深刻な〈もの忘れ〉が生じてくるのです。

Ｐさんは、育児や家事で、もともと、エネルギーを消耗していたところに、環境が変わった職場がストレスとなって、さらに脳の膨大なエネルギーを消費してしまったのです。そこで、手を抜ければよかったのですが……。

いかがでしょうか。皆さんの感じる多くの〈もの忘れ〉が、ここまでに触れてきたような〝気負い込み〟があるのではないでしょうか。［第3章］では、ここからの方途を考えていってみることにしましょう。

第3章

〈もの忘れ〉の正体とその撃退法

始まりは〝生活に支障をきたす〈もの忘れ〉〟かの判断

〈もの忘れ〉の問題で、重要なことの、まず第1段階としては、その〈もの忘れ〉が、皆さんの生活に「ほんとうに」支障をきたすような性質のものかどうかを判断することです。

本書をお読みいただく方のなかには、自分の〈もの忘れ〉がアルツハイマーの前兆なのかどうかを、はっきりさせたいという深刻な方もいらっしゃるでしょう。そのような場合は、本章よりも先に、［第6章］をお読みいただくことをお勧めします。

ほかの大半の方は、まさかアルツハイマーまでは心配はしていないというものの、〈もの忘れ〉が目の上のこぶのように気になる。できることなら記憶の問題を少しでも改善したい、あるいは、これ以上、悪化させたくないと考えておられるのではないでしょうか。

そのような方のために、本章はあります。あなたが記憶のどのような問題を抱えているのか？　そのメカニズムを徹底的に分析し、ご理解いただきます。

あなたの〈もの忘れ〉の正体が明らかになれば、その解決の道筋は開けてきます。本章では、皆さんが相当に手を焼いている〈もの忘れ〉の不安を解消する具体的な方法を提示します。

記憶の三つの幕――記銘・保持・検索

皆さんの〈もの忘れ〉に関係する記憶の問題の現状認識をしましょう。それには、私たちの記憶の成り立ちについての理解が必要です。記憶や脳の仕組みについては、「第4章」においで、類書に例を見ないわかりやすさで解説してあります。ここでは、さらにそのエッセンスを一刀両断にしてみましょう。

記憶という劇場は、三つの幕で成り立っています。第1幕・記銘、第2幕・保持（貯蔵）、第3幕・検索（想起、取り出し）――の三幕です。

次ページの図1は、〝記憶の三つの幕と脳〟の模式図ですが、本章の背景をなすとともに、「第4章」ほかにもかかわってきますため、101ページの図2と合わせながら、折に触れて見ていただけると幸いです。

さて、第1幕の記銘は、見たり、聞いたり、体験したことを脳に刻み付ける儀式です。記憶の三つの幕のなかでも最も重要な過程です。ここが機能しなければ、何も始まりません。アルツハイマーなどでは、初期からこの過程が障害されるのです。アルツハイマーのほうが〈もの忘れ〉がひどいのは、実は「忘れる」のではなくて、新しいことが脳に「刻印できない」

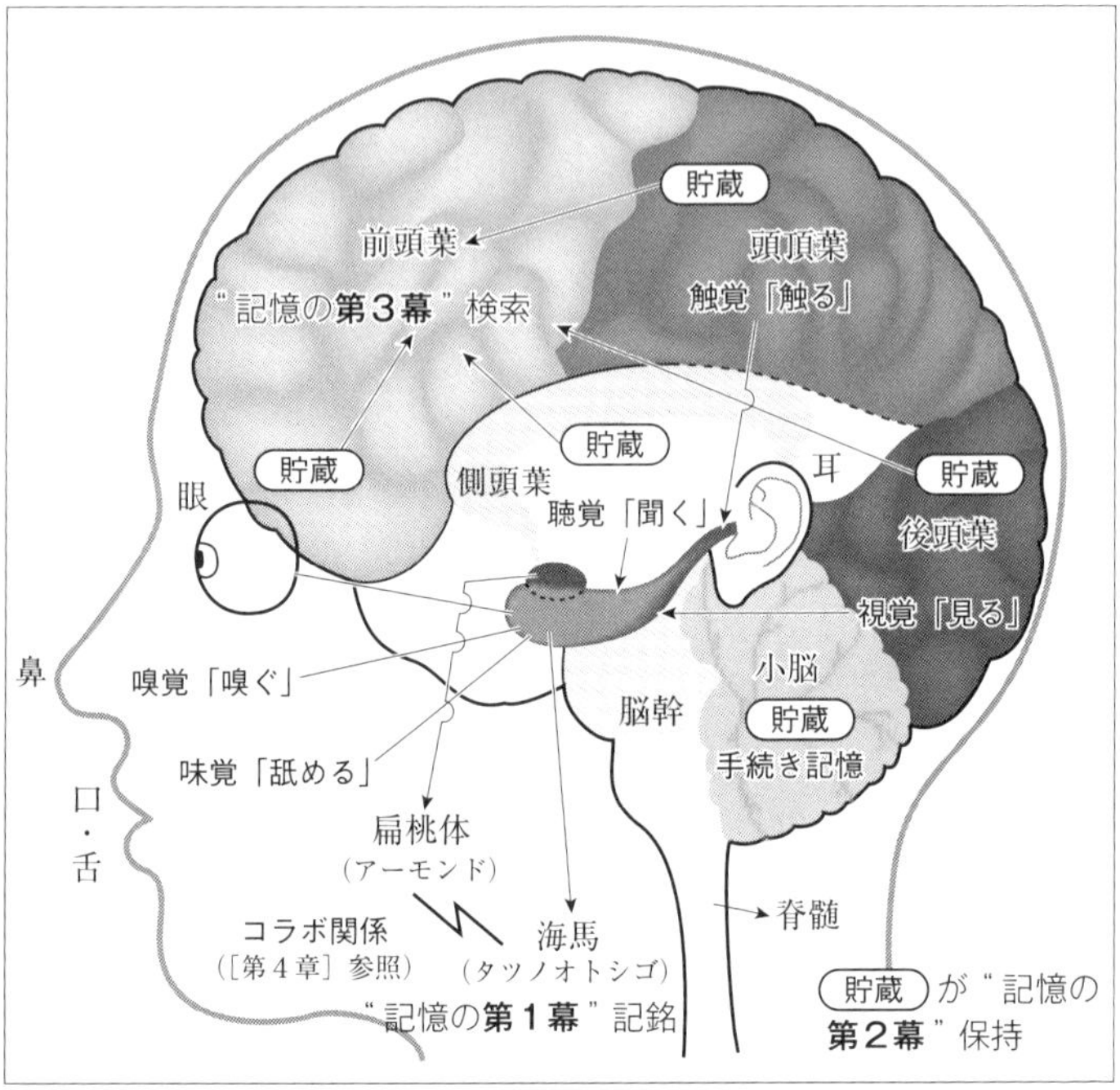

図1　記憶の3つの幕と脳（模式図）

のです。

　私たちの〈もの忘れ〉の原因も、実はこの過程に問題の所在がある場合がとても多い。情報が多すぎたり、やるべきことが多すぎて、特定のことに注意が払えていない状況のときに、記銘は行われていないのです。

　うわの空の体験は、最初から、脳に刻み込まれていないのです。脳に刻み込まれていないことをいくら思い出そうとしても、出てくるわけがありません。しまったメガネも、停めた車の位置も……。

記銘は、記憶のイニシエーション（initiation：記憶がつくられる初め）にして最も中核をなす過程。ここで、後日の勝負が決まり、記銘を充実させるのが健全な記憶の鍵となります。そこでは、今後のご自身の生活に必要になってくると確信する情報に、能動的に注意を払う必要があります。同時に、それ以外の情報は、意図的にシャットアウトする勇気も必要です。私たちが、特定の時間に記銘をするのに使えるエネルギーには限りがあります。そのエネルギーを効率よく使うわけです。

優先順位をつけた結果、たいせつな情報には、積極的に注意を払い続けなければいけません。記銘のリハーサルを繰り返さなくてはなりません。

リハーサルとは、その情報が脳に刻み込まれるまで、何度も何度も繰り返す行為のこと。たとえば、人の名前を覚えるときには、彼の名刺の名前を、何度も何度も、繰り返し声に出すこと。同時に、声に出すときには、彼の顔を思い浮かべて映像化し、会ったときに感じた第1印象を蘇《よみがえ》らせながら覚えるのがポイントです。

名前という前後の文脈がない無味乾燥なものに、色を付けていくのが、「精緻《せいち》化（統合）」という専門用語で呼ばれるテクニック。やせぎすで・黒のスーツに身を包んだ・神経質そうな「鈴木一郎」、という具合に。

この記銘に集中する際には、気を散らす雑音を取り除いておくことも必要です。携帯電話の電源を切っておくことは初歩的な技術です。

さて、リハーサルの仕上げは、テストです。記憶できているかどうかの確認を行う作業です。ここでは、まずは、名刺を見ないで、彼の映像を頭に浮かべます。その映像から「鈴木一郎」が想起されるかどうかテストするのです。この過程を繰り返せば、脳への仕舞い込み・記銘は成功です。

なお、ここでは文脈にもよって〝想起〟と記しましたが、言い換えれば〝取り出し〟であり、広くは〝検索〟となります。

さて、このように記銘は、記憶の中核をなします。良質な記銘がなされていれば、スムーズな3幕の想起につながります。第1幕の記銘の過程でつまずいていては、第2・第3幕へと進むことは、絶対に、無理なのです。

保持の第2幕は、記憶が保たれているかどうかの運命の岐路です（このため、前掲の図1では〝貯蔵〟とも記しています）。というのは、第2幕から第3幕の想起が、繰り返される必要性にかかわってくるからです。そしてその情報が、その人の生活にとって想起に迫られる機会が多ければ多いほど、保存性は高まります。

記憶情報は、その場限りのものと恒久的なものの二つに分類されます。「作業記憶」と「長期記憶」です。

作業記憶とは、任意の瞬間において課題を遂行するために必要な記憶情報のことです。たとえば、あなたが出張先のホテルに駅からたどり着く道順を記憶します。「南出口から交差点を渡って、直進し、二つ目の信号を左折」と。

この記憶は、あなたがホテルにたどり着くまでは保持されていなければなりません。しかし、ホテルにたどり着いた習慣に消失してかまわないし、たいていの場合、消えてなくなる運命の記憶です。このホテルに泊まる機会が今回1回だけの場合は、特にです。

それに対して、今後、仕事の都合で、何回もこのホテルに泊まる必要がある場合、その道順は長期記憶に昇格します。何度も第2幕の保持から第3幕への想起の過程が繰り返されます。しばらくすると、想起する努力をしなくても身体が自然にホテルに向かうようになっているはずです。

皆さんの生活にとって、消えてしまっては困る情報は、定期的に意識的に想起して、保持されているかどうかの確認をするという作業をする必要がありそうです。このような過程で、作業記憶は長期記憶に変化します。

ここで、私たち人間がコンピュータとまったく異なる記憶機能を持っていることを思い知らされます。

コンピュータであれば、入力された情報が、再現・想起されないことはありえない。チャンと情報はフォルダに整理されています。検索エンジンで、出てきなさいと入力すれば、一瞬にして情報は再現されます。

ところが、我々人間は、肝心なときであればあるほど、肝心な情報が出てこない。本書の［第2章］の人々のエピソードのように、ここ一番ぐらい弱いのが我々の記憶の検索機能。たいせつな人の前であればあるほど、固有名詞が出てこない。何百回と練習した漫才のネタが、漫才グランプリでは噛《か》んでしまったり、百戦錬磨の歌手が紅白歌合戦でだけ、歌詞が飛んでしまったり。

実は記憶の検索はプレッシャーにとても弱い。不安に敏感。だから、〈もの忘れ〉の陰にはいつもストレスという4文字が潜んでいるのです。〈もの忘れ〉を敏感に認識すればするほど、「思い出せない」という悪循環に陥ってしまうことをご理解いただけますでしょうか。

〈もの忘れ〉の正体1：情報の洪水が氾濫《はんらん》する

朝、目を覚ました。妻が開口一番、「あなた、朝の5時ごろ、揺れたでしょう。震源地は名古屋で震度3の地震ですって」

コーヒーをすすりながら新聞をパラパラと。テレビでは、妻の言っていた地震の話題が。

通勤の電車の中では、『週刊〇〇』のスクープ記事に目を通す。オフィスに着いたらまずは、PCでメールチェック。もうかなり疲れている。「俺は肝心の仕事の前に、いったい、何を見たり聞いたりしているんだろう」

グーテンベルクが活版印刷を発明する以前。私たちの情報は、身近な人から直接、見たり聞いたりしたことや、自身が直接に体験したことに限られていました。印刷物・本の登場によって私たちは、自宅にいながら世界中の見聞を手に入れ、自分の世界や人生の殻を打ち破る機会を得ることができるようになりました。

しかし、本の場合は、選択的注意という脳機能を駆使する必要がありました。自分の興味を持った世界から、連鎖的に世界観を広げていく方法です。教科書で夏目漱石に触れた、夏目の本を図書館で探した、夏目が影響を受けた欧米の小説を読んだ、といった感じ。

テレビは、これを変えました。こちらが選択的注意を意識しなくても、勝手に情報を垂れ流してくれたのです。テレビの観初《み》めは、番組欄でそれなりに興味を持った番組だったことでしょう。でも、つけっぱなしにしておくと、次から次に、違う情報に展開を見せ、いつしか釘づけになっていきました。

インターネットはもっと凄《すさ》まじかった。初めはいちおう興味を持った情報の検索から始まりました。しかし、情報は次から次に広がった。さらに、画面には、自分が選択的注意を意識していない情報もあふれていて、それらは極めて魅力的な装いをしている。気づけば、３時間という時間はあっという間に過ぎていきました。

本を読んだり、テレビを３時間、見続けることは結構たいへんですが、ネットなら３時間はあっという間。世の中が変わってしまったのです。

このわずか数年の間に私たちの情報量は、どのくらい増えたでしょう。情報量が増えたのは、本やテレビ、ネットなどのメディアの変遷によるだけではありません。この１００年の急速に長寿化した社会、人類史上長い間、平均寿命は50年前後だったものが、この１００年に30年以上も飛躍的に伸びました。

かつての平均寿命50歳時代は、脳がまだまだ好奇心旺盛な時期に死を迎えました。しかし、今の80歳時代では、身体だけでなく脳もかなり疲れています。もう脳に情報を入れるエネルギーは、あまり残されてはいません。この状態で、情報の洪水。〈もの忘れ〉が社会問題となることは、自明のことだったのです。飛躍的な寿命の延長に、私たちの脳の進化は追いついていないのです。

〈もの忘れ〉の解消法１：〝情報を吟味する〟シャーロック・ホームズの方法

情報が氾濫している現代。日常生活では、絶えず情報の洪水に流されない危機管理が必要。自分の人生には不必要な情報を、バサッとシャットアウトできる勇気を持たねばなりません。ありとあらゆる情報にかかわろうとすると、記銘に使われるエネルギーはみるみる枯渇してしまいます。その結果、その人にとって、ほんとうは優先順位が高いはずの情報の記憶につまずいてしまいます。そうした結果、〈もの忘れ〉を悩むグループに仲間入り。これをどうすればいいのでしょうか？

現在を生きるうえで、不必要な情報をシャットアウトする達人・〈もの忘れ〉に悩まない達人といえば、シャーロック・ホームズでしょう。ホームズといえば、あの世界で最も有名な名探偵です。

彼は、記憶術の天才でした。靴についた土のかけらだけで、どこの土地から来たか推理したり、灰のにおいだけで煙草《たばこ》の銘柄を言い当てたり。小説の事件簿からは、ホームズが、どのような枝葉末節な情報でも記憶してしまう、記憶力の持ち主に見えてしまいます。

ところが、事実は異なるのです。それに気づいたのは、例のホームズの盟友にして凡人医師の設定のワトソン君でした。ワトソンは、ホームズとベーカー街２２１Bで同居してみて、ホームズの記憶している情報には、極端な偏りがあることに気づいたのです。

ホームズの知識に異常なむらがあることは、『緋色《ひいろ》の研究』の中で明らかになります。なんと、ホームズは、地球が太陽の周りを回っていること——いわゆる地動説——を知らなかった！

この事実に、ワトソンは、ビックリ仰天した。そして、ワトソンにあきれ返られたホームズは、逆に開き直って、凡庸なワトソンの記憶のあり方を攻撃します。

「人間の脳というものは、物置のようなものだ。記憶とはそこに自分が選んだ家具をしまうことだ。愚か者（「ワトソンのような！」と言いたげ）は目に入ったものをなんでも詰め込んでしまう。そのため、いざというときに、本当に重要な知識がどこかに紛れ込んでしまいわからなくなってしまう。優秀な職人は脳という物置に何をしまっておくかを慎重に吟味する。無用な情報が有用な情報を押しのけないようにすることが重要なんだ」

馬鹿にされたようなワトソンも、黙っていない。

「だけど地動説の話だぞ！（小学生でも知ってることだろ）」

ホームズは、いらだった。

「それが、僕にとって何の意味があるんだ。僕たちは太陽の周りを回っていると君は言う。もし回っているのが月だとしても、僕の仕事にはいささかの影響もないね」

とても興味深い話です。記憶の問題を通じて、人生について考える哲学的な逸話です。ホームズの考え——脳を記憶の倉庫と考え、知識が一つ入るために別の知識を一つ追い出さないといけないという比喩《ひゆ》は、脳科学的には少し誤っています。

私たちの脳の倉庫は、使いようによっては、コンピュータの容量を上回るようなポテンシャル（可能性）を持っています。しかし、ホームズの発想は、概念として、私たちと記憶とのかかわり方の理想について、核心をついています。

意欲的な人の記憶の倉庫には無限のポテンシャルがあるとはいえ、その倉庫に荷物をしまい込んで、保存して、ときに取り出すのには、相当のエネルギーが必要なのです。このエネルギーには誰しも、限りがあるのです。

私たちが、今を自分らしく生きるためには、さらされるすべての情報を鵜呑《うの》みにしてはいけません。ときには意識的に情報を遮断したり、忘却したりすることもたいせつです。エネルギーを使うに足る情報かどうかを吟味する姿勢の重要さをホームズは教えてくれたのです。

ホームズのように地動説を記憶していないことを自慢の種にまでしなくても、一般的な常識的な記憶が欠如していても、それ自体嘆くようなことではないことが納得できれば気も楽になるというもの。〈もの忘れ〉の不安に振り回される危険が軽減します。

情報とのかかわり方、記憶の問題には、突き詰めれば、実はその人の生き方・人生哲学が関係してくるという大げさな問題だったようです。情報に対しての価値観を変えると習慣が変わります。記憶に対する習慣が変わると人生が変わります。

さて、皆さんにとって、今から数時間、最も重要なことは何でしょうか？　それは、この本に書いてある内容に集中していただくことです。それ以外の情報は、遮断してください。近くに、話しかけてくる奥さんはいませんか？　携帯の電源は切ってありますか？　本書からの情報を理解してください。そして明日からの生活に早速、活用してください。そうすれば、きっと、〈もの忘れ〉の不安は解消すると同時に、何か新しいことが起きるでしょう。

〈もの忘れ〉の正体2：三つ子の〈もの忘れ〉は百まで

記憶がつくられる初め（initiation）は、第1幕の記銘です。生物が、生き残りをかけて、外界の情報を記銘するためには、さまざまな出先機関が活躍します。その出先機関は、「五感」と呼ばれています。五感とは、「見る」「聞く」「触る」「舐《な》める」「嗅《か》ぐ」。五感からの情報は、今この一瞬の反射的な行動にせよ、じっくりと考えた末の行動にせよ、我々が「何をなすべきか」の情報である記憶を形作る窓口となります。

たとえば反射の場合。蛇を「見た」ら逃げる。熱いものを「触った」ら手を引っ込める。五感の情報が、脳というか神経系に迅速な行動をとらせているわけです。この五感機能は生物によって特徴があります。環境に応じて五感は独特の進化を遂げたのです。コンドルは大空のかなたから地上を這う獲物を見つける視覚機能を得ました。サバンナの草食動物は、数キロ離れた天敵獣の臭いを感知する嗅覚《きゅうかく》を得ました。

人間同士の間でも個体差が大きいのが五感です。皆さんの周りにも「目のいい人」「鼻が利く人」など存在するのではないでしょうか。人の記憶の形成に関係する、情報入手のくせは大きく２種類に分かれます。見た視覚的情報を記憶として定着しやすい人と、聴覚として理解した言語的情報を記憶化しやすい人に。あなたがどちらのタイプに偏っているのかを見つける方法は簡単です。

初めて行くホテルへの道順を〝いつも〟どのような形で記憶しているか？　これを意識化すればよいのです。インターネットなどで、ホテルへのアクセスの方法は、通常、２種類の方式で案内されていることに気づくはずです。

まず一つ目の方式は、いたってシンプル。駅とホテルの位置関係が示された地図１枚です。

そして二つ目の方式は、言語です。「駅の12番出口から南口に出る。右手に向かって約５分間徒歩で進み、二つ目の信号を左に渡り、少し歩き、左に見えてくるマクドナルドのすぐ隣がホテル」というように。

あなたが、ためらわないで、地図を選び、まずは、地図を見て、オフィスでホテルへのたどり着き方をシュミレーションし、さらに、念のため、出張先には、地図をプリントアウトしたものを持参するのであれば、あなたは、視覚的情報が得意なタイプです。

それに対して、聴覚的情報が得意なタイプの場合。事前情報の記憶化はそこそこにして、駅のインフォメーションで、スタッフなどから、ホテルへの行き順を聞いて記憶します。そして、歩きながらブツブツつぶやきます。「ここの交差点を左に曲がって」とか。

さあ、あなたはすでに、視覚性記憶と聴覚性記憶の違いに、いくらか気づいているのではないでしょうか？

自分は、地図を読むのは苦手だとか、人から聞いた道順は頭に入らないとか。そういえば、昔、『話を聞かない男、地図が読めない女』というタイトルの本がありましたね。視覚性記憶と聴覚性記憶は、まったく相対するものではありません。両方の記憶を相互的に利用している人も多いでしょう。しかし、どの人でも、この二つのどちらのほうが得意であるかという傾向はあると思います。

ここでの目的は、あなたのご自分の傾向を、もっとしっかり意識して、生活に役立てることにあるのです。

〈もの忘れ〉の解消法２：ワニはゾウを水中に引っ張り込んで戦う

さて、ここでの〈もの忘れ〉解消法の第1歩は、記憶する情報を仕入れる際の、自分のタイプ・傾向の把握と認識です。視覚性記憶派か言語性記憶派かの区別です。

この認識がなされた次にするべきことは、たいせつな事柄を記憶する必要性に迫られたときは、自分の得意な形式に情報を変換しての記憶です。たとえば、視覚情報記憶が得意な人は、聴覚性の情報を視覚化すればよいのです。

一例に取引先の担当者の名前・綾小路政宗《あやのこうじまさむね》さんの名前が、なかなか記憶できない場合。いくら、いただいた名刺の文字を常日ごろ睨《にら》めっこして、「あやのこうじ……、あやのこうじまさむね……」とリハーサルしていても、名前とご本人が結び付きません。いざ、本番で、ご本人を目の前にしてプレッシャーがかかると、頭が真っ白になって名前が出てきません。そんな場合は、言語性の情報を視覚性の情報に変換して記憶しておくことです。

まずは、デジカメ等で、綾小路さんと一緒に記念撮影をすることをお願いしましょう。そして彼の画像をゲットできたら、彼の写真の並びで、漫談の綾小路きみまろさんと伊達《だて》政宗の銅像の写真を並べて整理しておくのです。あなたの脳は、綾小路正宗の顔と名前を視覚的な記憶として定着させるはずです。次回に会ったとき、スムーズに名前が再生されるはずです。

逆の場合。

視覚性記憶が苦手の方は、いつも、メガネをどこかに置き忘れてしまいます。通常、私たちは、日常用品をしまったり、置くときには、いちいちその情報を言語化していません。無意識で片づけて、なんとなく、自分はどう行動して、どこにモノを置いたという、身体で覚えているような文脈の視覚的記憶に依存しようとしているのです。でも、視覚的記憶が苦手な人は、よく「しまい忘れ」「置き忘れ」をしてしまいます。

そういう方は、視覚性記憶を言語性記憶に変換すればよいのです。無意識に鍵をしまわないで、「私は自宅では、鍵は、いつも、寝室のタンスの一番上の左の引き出しにしまう」と頭の中で言語化して保存しておくのです。鍵の置き忘れは随分軽減するはずです。

一般的には、私たちの五感で、最も活躍するのは視覚です。複雑な手順を伴う情報に図式化が活用されるのはそういう理由です。煩雑《はんざつ》な文章で手順を記憶するより、図式化したもので視覚的に記憶するほうが効率的です。本章でも、今日行う段取りを、視覚化するモデルをご紹介します（85ページ参照）。

〈もの忘れ〉の正体3：無味乾燥なものは頭に残らない

私たちに〈もの忘れ〉の不安が増えたのは、情報量が増えたことだけが原因ではありません。情報の入力方法・質が変わったことも、その一因です。

たとえば、人とのコミュニケーションのあり方。相手と面と向かって会話をする場合は、実際の会話のキャッチボールに加えて、相手の表情を観て、喜怒哀楽を察したり、自分もジェスチャーを交えたり、相手と握手したり、聴覚・視覚・触覚などの五感を総動員しなければなりません。五感が連合的に使われる情報は記憶に定着しやすいのです。

電話のコミュニケーションも、それはそれで神経を使います。相手が見えないだけに、相手の話の内容を聞き漏らさないように集中すると同時に、電話の向こうの相手の気持ちを想像します。会話のキャッチボールも必要です。感じが良い話し方も必要でしょう。

それに対してメールのやり取り。情報を発信する際も、受信する際も、モノトーンで一方通行です。もちろん、タイムラグがあるとはいえ、繰り返して、やり取りすれば、それなりにコミュニケーションと呼べるものかもしれません。しかし、そこには、五感が刺激される生々しい臨場感は存在しません。こういった方法による情報は心に残りにくいものです。忘れて当然です。

私の出版での経験です。以前は、編集者とホテルのロビーで待ち合わせて、食事をしながら、新刊の打ち合わせをする場合がほとんどでした。ある程度、原稿ができあがった時点で、紙ベースの原稿を挟んで、構想の練り直しや赤入れ（修正）をしたものです。このように、編集者と二人三脚で作った本のことは、その本自体のことも、その本ができあがっていくプロセスのことも、編集者の性格もよく覚えています。

これに対して、最近では、編集者とのメールのやり取りだけで1冊の本が仕上がることがあるのです。原稿依頼もメール。途中経過もメール。脱稿もメール。編集者の性格はおろか、性別や年齢も把握していない場合もあります。お互いに忙しいので効率を考えた大人の事情なのですが。

人とかかわって気持ちのやり取りをすることは、結構、疲れます。忙しい時期の仕事は、ドライな関係でことを運んだほうが便利。しかし、やはり、こういったプロセスでできあがった本は、ちょっと、寂《さび》しい。

〈もの忘れ〉の解消法3：五感刺激法のすすめ

効率化を最優先させる現代社会で急速に普及した伝達手段がメールである、と言っても過言ではないでしょう。メールを使えば、内外のどこにいても、どんなに忙しい相手とも、的確に連絡が取れます。

しかし、実は、メールへの過剰な依存が、私たちの〈もの忘れ〉の発症とも大きな関係がありそうなのです。というのも、メールやインターネットの普及に一致して、〈もの忘れ〉の不安が加速的に急増してきたのは、統計的な事実だからです。

では、人とのコミュニケーションの手段の一つであるはずのメールが、どうして〈もの忘れ〉につながるのでしょうか？

メールでのやり取りは、脳の非常に限られた狭い領域しか使わないコミュニケーションです。記憶機能を高めてくれる、五感や感情の力を借りた、真のコミュニケーションではないのです。

メールでのやり取りは、単一な視覚情報でしかないので、記憶機能を発達させることはできません。さらに恐ろしいのは、メールという習慣にどっぷり浸かってしまうと、人と会って話すことや、さらに悪化すると電話で話すのさえ、面倒でおっくうになってしまうことです。このような段階では、かなり狭い脳しか使わない習慣ができあがっているのです。

メールのやり取りのうち、３回に1回はメールをやめて、電話を使って連絡してみてください。さらに、電話で連絡しようと思った10回に1回は、直接、相手と会って会話してください。

あなたの今日の1日を振り返ってみて「私は確かにそれは見た」と認識できるモノを思い出してみてください。ひょっとすると、朝の通勤の電車の中では新聞を読んだだけ、オフィスではパソコンと睨めっこしただけ、帰りの電車では携帯電話でメールをしただけ、そして、帰宅してからはテレビ——というように、1日中、平面的で小さな視界を至近距離で見ていただけだったのではないでしょうか？

単調な視覚情報からでは、脳は単調でパターン化した反応しか示しません。本来、動物の本能であった餌《えさ》を捕るために遠方を凝視して集中力を持続させる働きや、視界に思わぬ獲物が飛び込んできたときに反応・感応する働きを持つ脳内のネットワークが、退化してくることになるのです。

そこで、退化し始めている五感から脳の活性化のために、日常生活でも簡単にできる方法を説明しますので、実践してみてください。まずは視覚からです。

通勤電車の中では、たまには新聞や携帯電話を〝お休み〟にして、車窓に注目するのです。月曜日は、車窓から一番近い建物の看板を読んでいき、火曜日は視界で一番遠い建物を目で追っていきましょう。オフィスでは、休憩時間に屋上に行って、ある日は黄色い建物だけの数を数えるとか、上空の飛行機を見えなくなるまで目で追い続けてみてください。

こうしたことを実行すれば、私たちの中で眠っていた「視覚のフォーカス機能」を蘇らせることができるとともに、脳と心の刺激にもなります。

〈もの忘れ〉の正体４：「喉元《のどもと》まで出かかっているのに」は万国共通語

［第２章］35ページのＫさんのように、人の名前が喉元まで出かかっているのに、なかなか出てこない、といった〈もの忘れ〉は、洋の東西を問わず、世界中で認められる生理現象のようです。

英語圏では、「tip of the tongue」が同じ意味。tongueとは焼肉の牛タンのタンのこと。舌のことです。舌の先まで言葉が出かかっているのにもう一歩の状態であることを意味しています。その感じは伝わりますね。

世界中の中高年はこの種の〈もの忘れ〉と格闘しているのです。人間長いこと生きていると、友人も膨大な数でしょう。その記憶している膨大な名前のリストのなかから、うまいタイミングで、検索することは、実は、結構たいへんなことなのです。しかも、Ｋさんのように、焦れば焦るほど、うまくいかないのです。

それは、私たちの脳は、緊張したり、焦ったり、不安を感じれば感じるほど、脳の検索機能が低下してしまう性質を持っているからです。

これは記憶の第３幕の問題です。アルツハイマーによる〈もの忘れ〉のように、記憶の第

1幕の問題ではありません。第1幕も第2幕も正常で、その名前は脳にしまわれているのですから。それが証拠に、緊張から解放されたタイミングや、あるいはヒントを与えられれば、ひょっこりと喉元を通りすぎて、思い出すわけです。

かくして、脳の中にしまわれていることはわかっているのに、上手に取り出せない状態を、「喉元まで出かかっているのに」「tip of the tongue まできているのに」と慣習的に表現されてきたのです。

脳の中、喉元、舌の先と表現の違いこそあれ、当の本人は、人の名前をほんとうに忘れてしまっているのではなく、身体のどこかに名前が隠れていることを本人も自覚しているわけです。それがうまく取り出せないため、イライラしたり、もどかしさ・じれったさを感じるのです。

〈もの忘れ〉の解消法4：「記憶の宮殿」を利用した記憶術

私たちの記憶というものは、どれも言葉の醸し出すイメージが蜘蛛《くも》の巣のようにつながっているものです。たとえば、「納豆」という言葉から、あのねばねばした糸を引くイメージとともに、朝食という単語が思い浮かぶかもしれない。さらに、納豆が好きな人にも苦手な人にとっても、鼻につくにおい、ピリピリとした味覚まで思い浮かぶかもしれない。

これらは、脳内の蜘蛛の巣のように張り巡らされたネットワークの産物です。脳内にちりばめられた言語・視覚・嗅覚・味覚の記憶の別々の格納が３次元的な結びつきを持っていることによる現象なのです。

これらの記憶の連想の仕組みは、非線形的なもので、秩序だった方法で、意識して記憶をたどることはできません。人の名前でも、「喉元まで」しか出てきていないときには、それを追跡してつかまえるのは難しいのです。［第２章］のＫさんのように。

そこで、ここでは、私たちの脳のじゃじゃ馬の連想を、秩序だった線形的な記憶に焼き直す記憶術を披露します。どうしても忘れてはならない、スムーズに思い出さなくてはならない情報の記憶には威力を発揮するでしょう。

112ページのコラムで紹介する「**記憶の宮殿**」を利用した記憶術です。自分がよく知っている建物を思い浮かべて、意識的に覚えなければならない情報を、おのおのの場所に、当てはめて、並べて、視覚的に記憶する方法です。

たとえば、Ｓさん（35歳／主婦）の半日のスケジュールに「記憶の宮殿」を応用してみます。

Ｓさんが、その日の予定・忘れてはいけないことは、①親友のＹにメールをする。②自動車を定期点検に出す。③娘のブラウスを手洗いする。④夫に頼まれている頭痛薬を買う。⑤歯医者に通う。――だとします。もちろんこれらを手帳に書きだしてチェックすればよいのかもしれませんが……、Sさんに「記憶の宮殿」記憶術を活用していただきます。

まずSさんには、ご自分の住み慣れた我が家を思い浮かべていただきます。宮殿のスタートは、自宅の庭です。敷地の端に小さな郵便箱があります。実際には使っていないエクステリアですが、記憶の宮殿の最初の項目のイメージを保存するには最適です。Sさんは、この郵便箱を見たときに、箱から、インクのにおいが漂った便箋《びんせん》が舞い出てくるイメージを持ちます。このイメージは、Yに連絡をしなければならないという日課に結びつくはずです。

Sさんは、続いて芝生の庭の隅の水道管に向かいます。いつもは、ホースを接続して水撒《みずま》きをするのですが、今日は違います。水道の蛇口を思いっきり捻《ひね》ると、中から、愛車がエンジン音とともに飛び出してきました。このイメージは、自家用車を車検に出すための鍵になります。

これに続いてSさんは、玄関から家に入り、リビングルームを見渡します。リビングルームには、子供たちの白いピアノが置いてあります。ピアノの蓋《ふた》が開いて鍵盤がモーツァルトの曲を奏でると、ピアノの蓋がヘリコプターの屋根となってそのプロペラがぐるぐる回るように、ハンガーに掛けられた娘のブラウスが旋回しています。

さらに次に、リビングのテーブルの上に置かれている夫の葉巻入れに注目します。重厚な茶色の葉巻入れの蓋を開けると、１０００錠ものアスピリン錠が飛び出して、床の上に散らばります。

最後にSさんは、階段で2階に上がりました。踊り場に近いトイレのドアを開けると、歯医者がドリルの音を唸《うな》らせながらこっちを向いて微笑んでいるではないですか……。

Sさんは、朝、ご自分の家の見取り図を思い出して、庭先から、リビング。そして2階へと、頭の中で進むわけです。そのときに、要所となるオブジェ、郵便箱・水道管・ピアノ・葉巻入れ・トイレに、それぞれ、忘れてはならない事柄《ことがら》を組み込んだのです。このオブジェから事柄を連想させる方法は、五感に訴える奇想天外なものであればあるほど記憶に残りやすくなります。

この記憶術は、日課を忘れないようにするという目的以外にも、人前だと緊張して、言うべきことを言えなくなってしまう緊張症の方が、コミュニケーションを円滑に行う方法としても有用です。

相手に、どうしても伝えなければならないこと・聞いておかなければならないことを、記憶の宮殿の中に前もって整理しておくのです。話に詰まったら、眼を閉じて、記憶の宮殿を思い出せばよいのです。

〈もの忘れ〉の正体5：取り残されるかもしれない不安

ＦＯＭＯ（Fear of Missing Out の略語）という言葉があります。ＦＯＭＯは、２０１１年、アメリカの流行語の一つになりました。その意味は、「何かを見逃す、取り残されるかもしれないという不安」。

ＦＯＭＯな人は、世の中に氾濫する森羅万象《しんらばんしょう》に関する情報は、すべて自分にとって重要な情報であると考えます。前述したホームズとは反対ですね。そして、いつも、たいせつな情報を見逃してしまうのではないかという不安感を抱えています。そのため、彼らは、携帯電話やパソコンを何時《なんどき》でも頻繁にチェックせずにはいられません。いわばインターネットや携帯電話への依存症です。

今、街中を見渡すと、歩きながら、あるいは電車や店の中でスマートフォンやｉＰａｄでメールチェックをしている人をよく見かけます。こうした症状に陥っている人が増加していることは確かです。

ＦＯＭＯな人の脳は、麻薬などの中毒患者と似たような状態になっていることがわかってきました。脳機能が誤作動し、記憶機能が著しく低下しているのです。メールや携帯に気をとられながら、同時に、並列してこなさないといけない仕事があります。注意力が分散されて、自分にとって本当に重要な仕事に対する注意が欠けてしまっています。

私たちの作業記憶（ワーキングメモリ）は、一つのことに集中するようにできていて、並列してこなす複数の仕事（マルチタスク）には対応していません。ながら（メールを気にしながら……、携帯電話しながら……）作業では、〈もの忘れ〉が生じても当然のことなのです。聖徳太子のような10人の人の話を同時に聞く能力を持つ人はレア。普通は1人の話にしか集中できないのです。

〈もの忘れ〉の解消法5：FOMOの解消

まずは、何げなく行っている習慣を見つめ直す視点が重要です。携帯電話の電源を入れて、持ち歩いていれば、メールや電話の着信があれば、すぐに反応するのは当然でしょう。余暇の時間、これといってやることがなければ、目的もなくネットを始めてしまうことでしょう。そして、ネットサーフィンとはよく名づけられたもので、波に乗って流されている間に、2～3時間はあっという間に過ぎてしまうでしょう。

そのような毎日で、充実してハッピー（happy）であるなら結構です。しかし、これは私の経験なんですが、無為なネットサーフィンのあとは、たいていは後悔します。「このままではいけない。貴重な人生のひとこまを無駄にしてしまった」と。

さらに、自分の夢や目標に直結していない受動的な情報が、後日、役に立ったためしはありません。むしろ、情報の氾濫に一度巻き込まれると、情報に取り残されるのではないかという不安感が高まることを感じます。これがＦＯＭＯのメカニズムです。まずは、勇気を持って、携帯電話やネットを遮断しましょう。

もちろん、仕事に支障をきたさない程度でＯＫです。業務上、密に、メールや電話のやり取りをしなければならないときもあるでしょう。でも、それ以外はメリハリをつけてください。大半は、すぐに応じないといけない連絡ばかりではないはずです。情報の入手が、１時間送れたから致命的な事態を招いた、なんてことはめったにありません。

勇気を持って、天から降りかかる情報を遮断しましょう。メールチェックは、１日に１回のみにしましょう。時間を決めて。昼休み前の12時とか。

空から降ってくるメールのたびに、マウスをクリックしていては、本業に集中できるはずがありません。注意力散漫になり、それが深刻な〈もの忘れ〉につながっているのかもしれません。

〈もの忘れ〉の正体６：頭が真っ白！

私たちのコミュニケーション能力は、記憶機能に大きく依存しています。それは、日常生活での何気ない会話でもＹ先生の講演（［第2章］54ページ）でも同じことです。

コミュニケーションとは、２階建てで構成されています。まず、基礎になる1階は、相手に共感することです。会話をする相手の気持ちを察知すること。あるいは、講演をする場の空気を読むことです。それには、観察眼を鋭く、注意力を集中して、記憶の第1幕の記銘をしなければなりません。

そして、２階の部分は、今、自分が発する最適の言葉を、私たちの記憶の貯蔵庫から、引っ張り出すことです。記憶の第2幕から、第３幕の検索を行うわけです。基礎の1階の状態を十分に把握したうえで、検索した最適な言語を的確なタイミングで、表現できる人が、コミュニケーション能力が高いといえます。

このようにコミュニケーションの基礎は記憶に基づいているのです。このコミュニケーションにとって最大の敵は、不安感などのストレスです。

私たちの脳は、不安感などのストレスを感じるとフリーズする性質があります。不安に包まれると、脳の前頭前野《ぜんとうぜんや》の機能が抑制されます。「前頭前野」は［第4章］でも説明しますが、記憶の第3幕の検索を行う司令塔です。不安によって、司令塔の検索業務が妨害されて、機能不全に陥ります。その結果、「ほんとうに言いたいことが言えなかった」「講演を失敗した」という事態になるのです

私たちは、不安がコミュニケーションの最大の敵であることを知っています。いわゆる「苦手な人」とは、ストレスを感じて、うまくしゃべれない人のことを意味します。

逆にいうと、うまくしゃべれなかった過去の記憶の残像が、その人に対しての苦手意識を持たせているのです。Y先生も、講演することに対する不安と苦手意識があるうちは、うまくいかないでしょう。コミュニケーションで成功するコツは、いかに本番で、不安を感じないでリラックスできる状況を作り出せるかどうかが、鍵になります。

では、本番で不安やストレスを感じないでリラックスするには、どうすればよいのでしょうか？

〈もの忘れ〉の解消法6：AKB48よりも用意周到なリハーサル

今では、周りの誰にも信じてもらえない話です。私は、とても口下手で、人前で話すこと

は最大の苦手でした。舞台度胸もまったくありませんでした。ところが、現在は「講演の達人」の異名をとり、テレビの医療情報番組では、予期せぬとんでもない話を放り込んでくる「お笑い芸人」とも渡り合っています。自慢話めいて恐縮ですが。

私は、本来は、口下手で、気が弱かったからこそ、努力をして、現在に至ったと考えています。もし、私が、ある程度は話し上手で、度胸もあるタイプだったら、今の私の姿はなかったでしょう。自分の弱点をしっかりと認識し、それを克服する努力をかなりしたのです。

実は、私が人前で講演を最初にし始めたころは、Y先生のように、頭が真っ白になったり、しどろもどろになったりの状態でした。その姿を見るに見かねた私の恩師から、指導を受けていたのです。

「奥村、おまえ、今回の1時間の講演の前に何回、本番さながらの練習をした？　そのへんのアイドル歌手でも、たった5分の歌をステージで歌う前には、何百回ものリハーサルをしているんだぞ！」と活を入れられました。

ようやく、気づきました。それまでの私は、Y先生と同様、講演をする能力は才能やコツに依存していると考えていたのです。そして自分には才能がないことを自覚して不安におびえていました。不安におびえながらも、現実を打破する具体的な努力、つまりはリハーサル不足だったのです。

舞台の経験を積めば、慣れて緊張しなくなり、やがてはなんとかなるだろうとタカをくくっていたとも言えるでしょう。不安を抱えたまま舞台に立っても、いつまでたっても状況は変わらないことにも気づかずに。目覚めた私は、講演の前に用意周到なリハーサルを積むようになりました。

今までは、講演でしゃべる内容を書き出すことはあっても、本番前に声に出すことがなかったのです。それではいけない。

実際に、目の前のギャラリーを想定して、声に出して「皆さん、こんにちは、おくむらクリニックの奥村歩でございます。今日は、とんでもなく暑いところ、たくさんの皆様にお越しいただきまして、うれしいです。ありがとうございます。本日は……」などと、本筋の内容以外の挨拶《あいさつ》から謝辞、そして、途中で笑いを取るために放り込むギャグなども、綿密にリハーサルしました。

時間もストップウオッチで測定しました。話だけではなく、ジェスチャーも本番さながらに練習しました。「スピーチの達人」と呼ばれている人たちのビデオも何回も見ました。たとえば、スティーブ・ジョブズのものとか。

そして、本番直前には、娘に付き合ってもらって、娘をギャラリーに見たてて、予行演習をしました。これは効果がありました。娘と2人きりで予行をすることは、非常に照れますし、ある意味、緊張します。かなり本番に近い形のリハーサルとなったのです。

そして、気合十分の私は、自分が少し、変化していることに気がつきました。今までだったら、講演日が近づくと、憂鬱《ゆううつ》でしかたがなかった。できることなら逃げ出したかった。ところが、今回は、少し講演の日が楽しみになってきたのです。

講演の当日、開演の直前、前回のように、講演会場の控室で、不安に充《み》ち溢《あふ》れた姿で座って待つのはやめました。講演会場の周りを散策したのです。春爛漫《はるらんまん》の田園風景が、今でも心に残っています。この日私は、初めて、満足のいく講演ができたのです。

この日を境に、私は、講演では緊張しすぎてしまうことはなくなりました。自信ができたのです。十分にリハーサルさえすればうまくいくのだと。このときのうまくいった講演のイメージを、脳に刻み付けてあります。自分がカッコよく話すポジティブなイメージです。得体の知れない不安感が襲ってくると、リハーサルをして、このポジティブなイメージを再現させます。

今でも、失敗するのが怖いのです。これまで100以上の成功を収めていても、次の1回で失敗してしまえば、不安に押しつぶされていた昔の自分に逆戻りするのが怖いのです。リハーサルでは不安を感じて、本番では、リラックスできる自分を、いつまでも演じ続けたいものです。次回も、私は、講演の直前に散歩をします。

本稿では、Y先生の話の流れもあり、講演での不安の解消法についての話が中心となりましたが、これは、皆さんの苦手な人との会話の仕方や、取引先でのプレゼンテーションなどコミュニケーション一般に通じる極意です。不安を解消する最大のコツ・近道とは、不安を感じなくなるまでリハーサルを重ねるしかないようです。

〈もの忘れ〉の正体7：疲労した脳

〈もの忘れ〉とは記憶の問題です。記憶は、言うまでもなく脳の働きです。

脳とは、心臓や肝臓と同じく身体の一部、いわゆる臓器です。つまり、いかなる〈もの忘れ〉にせよ、根本的な原因は「身体の不調」にあるのです。アルツハイマーの〈もの忘れ〉は、身体の一部である脳の「海馬《かいば》」の神経細胞が破壊されてしまったことが原因です。中高年の〈もの忘れ〉は、身体も脳も壊れてはいないけど疲れていることが原因となります。

身体の不調を、車の調子が悪いことにたとえてみましょう。車がうまく走れない状態を人間の〈もの忘れ〉とすると、認知症というのはタイヤやエンジンが故障して走れなくなっている状態です。これに対し、中高年の〈もの忘れ〉は、タイヤもパンクしていないし、エンジンも壊れていないのだけど、ガソリンがなくなって走れなくなっている状態です。そのガソリンとは、記憶の第３幕が円滑に働くために必要なエネルギーなのです。

［第２章］の看護師Ｐさん（56ページ参照）も著しい疲労の結果、脳内エネルギーが枯渇して、その人らしからぬ〈もの忘れ〉が出現していたのです。

〈もの忘れ〉の解消法７：〈もの忘れ〉と関係が深い疲労度チェック

Ｐさんのように、根性のある方は、要注意。身体の悲鳴のサインとしての〈もの忘れ〉が現れても、自分自身では認識できないことがあります。ここでは、疲労のＳＯＳとしての〈もの忘れ〉をいち早く見つけるリストを記します。

以下の12問の設問にお答えください。「Ａ」の場合なら問題なしで、「Ｂ」の場合は各１点をカウントしてください。そして12問の点数を合計してください。

「Ａ」	「Ｂ」
①徐々に〈もの忘れ〉	かなり急速に〈もの忘れ〉
②最近、環境に大きな変化はない	最近、環境に大きな変化があった
③ストレスを感じない	ストレスを感じる

④性格は大雑把なほうである	几帳面《きちょうめん》である
⑤頭痛や肩こり・めまいはない	頭痛や肩こり・めまいがある
⑥動悸《どうき》はない	動悸がある
⑦不眠症がない	不眠症がある
⑧気晴らしができる	気晴らしができない
⑨騒音が気にならない	騒音が気になる
⑩照明は、明るいところが好き	照明は、暗いところが好き
⑪食事は美味《おい》しい	食事が美味しくない　胃腸の調子が悪い
⑫〈もの忘れ〉はあるが体調が良い	体調が悪い

この合計が5点以上の場合は、ストレスや疲労により脳内のエネルギーが枯渇していることが原因の〈もの忘れ〉が濃厚。ちょっと、働きすぎ・人に気を使いすぎかもしれません。十分に体も心も休めようと意識してください。

第4章
わかりやすい脳と記憶のカラクリ

記憶の三幕と脳との深い関係

ここまでの章では、皆さんの〈もの忘れ〉の現状と原因の分析、そしてその解消法をお話ししてきました。本章では、記憶のメカニズムの基本となる、私たちの脳、そして記憶の仕組みについて、過去のどんな本よりも、わかりやすく、かつ単純明快に学習することを目指します。

といって本章の目的は、皆さんに、脳や記憶の知識を整理していただくだけの無味乾燥なものではありません。ここでの情報によって、皆さんの記憶に対するかかわり方が明確になります。記憶に対するかかわり方が変わると人生が変わります。陳腐な自己啓発本よりも、皆さんの人生にイノベーションがもたらされれば幸いです。

次ページの図2は〝脳の構造〟のイメージ図ですが、この私たち人間の脳は、私たちがより幸せに生きるために、日夜、働いています。

記憶は、生き物が、快適に過ごすための情報処理機能の中核を担っているのです。

情報処理をするための第1歩は、外界からの情報の収集です。この過程を、脳科学では、

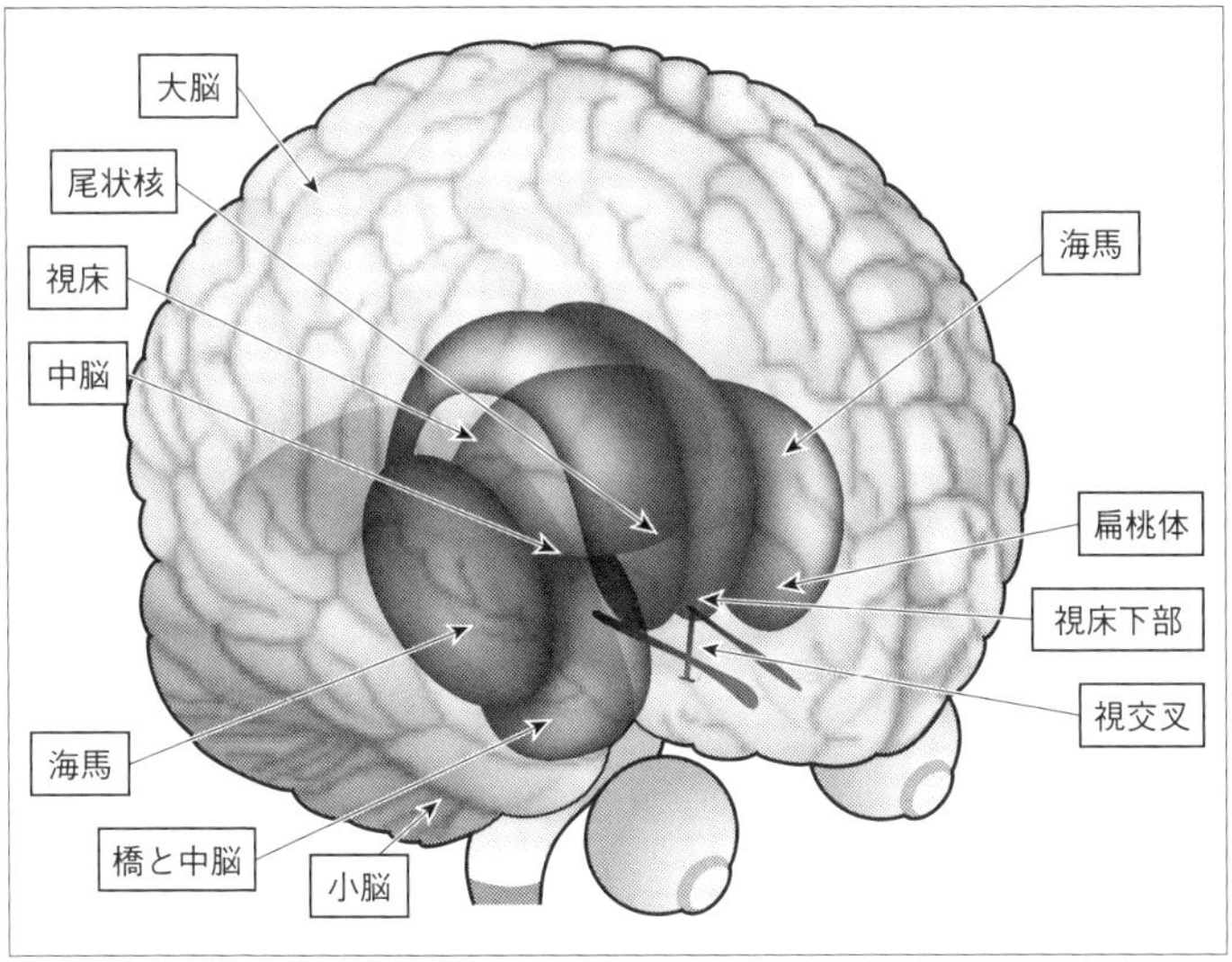

図2　脳の構造

入力（input）と呼んでいます。この先兵のような役割は、一部前述したように「五感」と呼ばれる感覚神経系が担っています。五感とは、「見る」・「聞く」・「触る」・「舐《な》める」・「嗅《か》ぐ」ことによる情報です。五感の情報は、脳の特化された部位に入力されます。視覚の情報は「後頭葉」に、聴覚は「側頭葉」に、触覚は「頭頂葉」といった具合にです（64ページ図1参照）。

そしてこれらの情報は、記憶の番人である「海馬《かいば》」の洗礼を受けるのです。「見たこと、聞いたこと、経験したこと」の記憶は、まずは、海馬に仮登録されます。記憶といえば海馬でしょう！　海馬は記憶の第1幕・記銘の中枢です。

また海馬は、情報を脳に刻み込ませる仕事をしているだけではありません。海馬は、脳にとって、情報の関所のような役割をしています。自分にとって重要な情報と、あまり意味のない無駄な情報を篩《ふるい》にかける仕事をしているのです。

外界からの情報を、選択しないで、すべて脳に刻み込ませていては能率が悪くてしかたがありません。情報で、脳がパンパンになってしまうでしょう。重要な情報と、どうでもよい情報のメリハリもつかなくなってしまいます。そこで海馬は、長い間脳にとどめておくべき情報か、忘れても構わない情報かを選別しているのです。

では、私たちは、自分の意思で、記憶したいことと、忘れたいことを選別できるのでしょうか？　残念ながら、それは、一筋縄ではいきません。情報の特徴を選別する脳の仕組みが記銘のメカニズムの鍵を握っているのです。

脳にしっかりと記銘される情報、つまりは記憶されやすい情報とは、３パターンの特徴があります。

一つ目のパターンは、何回も繰り返されて入力される情報です。英単語や歴史の年号を覚える学習とは、繰り返して情報を入力する行為にほかなりません。海馬は、何度も同じ情報が繰り返されて入力されると、「重要ですよ！」と認識して、脳に刻み込んでくれるのです。

これは、私たちの努力でなんとかなる記憶ですね。

二つ目のパターンは、努力とは無縁かもしれません。私たちの心の動きの振幅の大きさが記憶の定着に大きく関係しているという話です。気持が揺さぶられた情報は、自然に記銘されやすいのです。喜怒哀楽・快不快など感情（情動）の色彩を帯びた情報は強く記銘されます。

「楽しかった旅行の思い出」「思い出したくもない不愉快な事件」は、忘れたくても忘れられません。これは、感情の中枢である「扁桃体《へんとうたい》」が海馬と共同作業をして記銘力を強化しているのです。この扁桃体は海馬のすぐ近くに存在しています。

三つ目のパターンは、単一な刺激ではなくて、連合的な刺激のほうが、記銘されやすい情報となります。1種類の五感の情報よりも、いくつもの複数が重なった五感の情報が記憶に残りやすいということです。

博物館で展示された作品もただ見るだけではなくて、音声ガイドによって説明された情報を耳から聞き、触って、感触を味わったほうが、いつまでも覚えている経験になりやすいというわけなのです。

さて、記銘された情報は記憶の第2幕・貯蔵の過程に進みます。

貯蔵は、脳内の特定の貯蔵庫に保存されるというよりは、全体に広がる連合的な脳内ネットワークの中に貯蔵される、と考えたほうが正確でしょう。しかし、おおまかな貯蔵基は、判明しています。

前頭連合野《ぜんとうれんごうや》は、言語化された記憶・出来事の記憶。頭頂連合野は、空間的認識の記憶（会社から家に帰る道順など）。後頭連合野は、視覚的記憶。側頭連合野は、顔の形や物の形の記憶。「手続き記憶」と呼ばれ、体で覚えるといわれるような記憶（たとえば、自転車に乗る技術の記憶など）は小脳に（64ページの図1参照）。

これらの場所に記憶は貯蔵されているものの、単に貯蔵されているだけでは意味を持ちません。

必要なタイミングで、取り出されなければ意味がないのです。これが記憶の第3幕の取り出し（検索）です。使われない、必要とされなくなった情報は、消失する運命をたどります。これが真の意味での〝〈もの忘れ〉＝忘却の彼方へ〟です。

この検索の司令塔が「前頭前野《ぜんや》」です。前頭前野は、今、我々が、行おうと意思を持ったり、計画した行動を遂行するために必要な情報を、記憶の貯蔵庫から引き出して、作業の現場に載せる役割をしているのです。

必要とされる頻度が高い情報や生きるのに重要な情報は、貯蔵庫からすぐに前頭前野に取り出されるようにリハーサルされているわけです。

「不安」はもの忘れの大敵

海馬は、私たちの記憶の第1幕・記銘――記憶の形成に重要な働きをする脳のパーツです。側頭葉の内側に左右1個ずつあります。欧米では海馬は「ヒポカンパス」と呼ばれているのですが、それは海馬の形がギリシャ神話に登場する半馬半魚の架空の生物「ヒポカンパス」に似ていることに由来しています。また、海馬の形は、水族館でよく見かけるタツノオトシゴにもよく似ています。

アルツハイマーは、海馬の周辺から病魔に侵されてくることが多いのです。そのため〈もの忘れ〉が、認知症の前兆となることが多いのです。海馬の働きに問題が出ると、記憶の入り口が遮断されて、新しい体験を記録して仮登録することすらできなくなってしまうのです。記憶の第1幕の幕が上がらないわけです。

「10分前に何をした」「最後に話した相手」「昼ご飯で食べたメニュー」「昨日出かけた場所」という体験・記憶が刻み込まれなくなってしまうのです。

しかし、アルツハイマーでは、海馬の機能は低下しますが、初期の段階では、記憶の第2・第3幕は正常に働きます。ですから、古い記憶が貯蔵されている場所（＝長期記憶の貯蔵庫）

は機能しているので、戦争中の出来事や子供たちの成長過程などの古い体験は思い出せるのです。

海馬については、1997年に、『ネイチャー』という著名な科学論文雑誌に、従来の神経科学の常識を覆す大発見があった、という衝撃的な論文が発表されました。その論文によれば、ドイツ・マックス分子医学研究所のケンパーマン博士が、成長したネズミを使った実験で、海馬の神経細胞が新たに作り出されていることを発見・証明したのです。

従来は、脳にある神経細胞は、身体の他の細胞（心臓や肝臓の細胞など）と違って、増えることはないと考えられてきました。なぜならば、脳にある神経細胞は分裂しませんから、神経細胞は生まれたときから数が決まっていて、成長過程では、数が減っていくだけで、増えたりすることはないと信じられてきたのです。

ケンパーマン博士が発見した、脳で新しく神経細胞が発生する現象は、今では「神経再生」として、神経科学史上の最大のトピックスの一つになっています。最近話題の山中教授のiPS細胞でも「再生」がキー・ワード（key word）ですね。そして、この神経再生はヒトを含めたすべての哺乳類《ほにゅうるい》で、なおかつ、生存中のあらゆる時点で認められることがわかっています。ですから、理論上は、私たちの記憶の可能性は無限なのですが……。

海馬において新しい神経細胞が発生する程度の度合いは、動物が置かれる環境に大きく関係していると言われています。たとえば、ネズミを使った実験で、いろいろに環境を変えて育て、海馬の神経細胞の増え方を調べる、という研究が行われたことがあります。

結果は、運動器具や遊具に恵まれたり、仲間と一緒に飼育されたネズミには新しい神経細胞がたくさん増えたのです。つまり、豊かな環境は海馬の神経細胞を増やして記憶力を高めるということが実証されたのです。

２０１３年8月には、『ニューロン』という科学雑誌で、日本人研究者によって、「ドーパミン」が記憶と関係が深いことも、示されました。「快楽物質」と呼ばれてきたドーパミンが記憶に関係していたのです。

その一方、孤独だったり、蛇を見せられたりと、いわゆるストレスにさらされて育てられたネズミは、新しい神経細胞ができにくくなる傾向が認められました。ストレスは神経再生の大敵なのです。

同様に、長い間「不安感」で苦しむ人では、海馬の体積が減少することが知られています。「不安感」に悩む人では、その期間が長ければ長いほど、海馬の体積が減少すると報告されています。だからこそ、「不安」は、〈もの忘れ〉の大敵なのです。

記憶は感情の色彩を帯びる

通常は、個人にとって刺激的で貴重な体験――たとえば、旅行をしたとか、一瞬にして恋に落ちたとか――だった場合は、たった一回の体験であっても、第2幕の貯蔵庫に貯えられます。64ページの図1、また101ページの図2でも示しましたが、記憶を司《つかさど》る海馬のすぐ近くにアーモンドのような形をした扁桃体という脳の部分があります。

この扁桃体は私たちの喜怒哀楽といった感情に関係しています。この扁桃体は隣の海馬と強く関係して働いています。扁桃体が興奮すると海馬の働きも活性化されやすくなります。楽しかったことや悲しかったことなど、感情が揺り動かされた出来事が、頭に強く刻み込まれるのは、記憶とは、アーモンドとタツノオトシゴの共同作業のたまものだからなのです。

私たちが〝見たこと〟〝聞いたこと〟といった〝経験したこと〟は扁桃体で評価されてから、脳の中に記憶されます。たとえば、「先週の旅行は楽しい経験だった」とか、「昨日、仕事で会った人は、嫌いなタイプだ」というように記憶するのです。

扁桃体の働きのために、私たちの記憶は感情の色彩を帯びています。記憶が感情の色彩を帯びていることは、「感情の扁桃体」と「記憶の海馬」との共同作業の結果なのです。海馬と扁桃体は、脳の中で隣同士に存在していて、密接に関係しています。一方への強い刺激はもう一方をも刺激するので記憶に残りやすくなります。心が強く動かされた出来事をいつまでも覚えているのはこのメカニズムによるものです。逆に無味乾燥な出来事（たとえば、英単語や歴史の年号を覚えたりすること）は扁桃体が刺激されず、記憶になかなか残りません。

さらに、扁桃体は、海馬だけでなく前頭葉とも密接に関係して働いています。この前頭葉は、記憶の第３幕の検索機能や「思考力」や「判断力」などといった情報処理分野で重要な役割をしています。

私たちは道ばたに蛇がいるのを見れば、扁桃体が働いて「恐怖」を感じます。しかし、動物園のガラスケースの中の蛇を見た場合は「この蛇は自分には危害は加えない」と前頭葉で判断できるため、そんなに「恐怖」は感じません。これは、前頭葉が扁桃体に司令を送って、扁桃体の興奮を調節する働きによるものなのです。

「不安状態」は、この扁桃体と海馬のネットワークの働きを機能低下させます。扁桃体が正常に機能しないために、日常生活で喜怒哀楽の変化に偏りが生じて、生活の中での感動が失われます。扁桃体の機能が低下し、感動が失われるために、その隣の海馬の記憶機能も低下し、〈もの忘れ〉が多くなります。

さらに、「不安状態」では扁桃体と前頭葉のネットワークの働きの機能も低下します。

［コラム］　伝統的記憶術と脳科学

1：恐怖感の記憶術「川に投げ込まれる少年」

パソコン（ＰＣ）どころか、紙も本もなかった太古の昔。当時に、人類が経験した英知や重要な情報を後世に伝えるのにどうしていたのでしょう。そこでは私たちの記憶力が、唯一の頼みの綱でした。

このため、その増強を図る〝記憶術〟は、とてもとても、重要な課題となっていました。けれども、古代・中世に伝わった伝統的な記憶術は、15世紀に入り、グーテンベルクの登場によって衰退する運命をたどります。膨大な知識を無理して記憶しなくても、大量生産できる本から情報を得ればよくなったからです。

しかし、現在、伝統的記憶術を見直してみると、実に興味深いものがあります。脳科学的にも理にかなっているし、現代社会でも応用可能で、色褪《いろあ》せていない存在です。

記憶の脳科学について述べたことを機に、ここでそれらのいくつかを紹介いたしましょう。本文に則しつつも、一部離れることもあり、「伝統的記憶術と脳科学」と題したコラムとし、三つの技術をお話しします。まずは、アーモンド（扁桃体）と海馬（記憶）のコラボレーションを利用した記憶術です。

中世の時代、名士の家系の重要な出来事を後世に、正確に伝達する記憶術が生まれました。この時代は、まだ、文書として、出来事を書き残す習慣がなかったのです。重要な出来事とは、土地の譲渡など交渉事や結婚式などの事実関係です。こうしたものをきちんと記憶するために、７歳くらいの、「かわいそうな」子供が選ばれました。

子供は、まずは、出来事を、集中して注意深く覚えるように指示されます。そして、その後、川に投げ込まれるのです。こうすることによって、出来事は、子供の脳に、しっかりと深く刻み込まれ、その子の生涯にわたって保たれる、と考えられたのです。

この記憶術は、川に投げ込まれるという、トラウマにもなりそうな恐怖感によって、そのトラウマを受けた前後の出来事が、強く印象づけられるという原理です。

この現象は、私たちにも観察されます。たとえば、先の震災３・11の日に限って、皆さん、何気ない日常生活の出来事も「異常に」覚えていないでしょうか？　私は、この日、母校の岐阜大学に出かけたということを、かなりリアルに記憶しています。３・10や３・

12には、何をしていたかさっぱり忘れているのに。

ちなみに岐阜は、直接は、震災の影響はなかったのですが、ニュースで流れた震災の映像に、私の脳の扁桃体が大きく反応して、海馬を活性化させ、些細《ささい》な出来事の記憶を定着させやすくしたのでしょう。

2：伝説の記憶術「記憶の宮殿」

その悲劇は、紀元前5世紀の宮殿で起こりました。この物語の主人公は、古代ギリシャの詩人・シモニデス。彼は、テッサリアの名士スコパス家の祝典で、頌歌《しょうか》を吟じました。歌の披露を終えて席に着くと、使いの者が、彼を呼びに来ました。彼に用事がある使者が馬でやって来て、宮殿の外で待っていると言います。

そこでシモニデスは、再び、席から立ち上がって、外に向かいました。すると、彼が扉から出たまさにそのとき、宴会場の屋根が、凄《すさ》まじい音を立てて崩れ落ちたのです。大理石のかけらと埃《ほこり》が舞い散りました。

残骸から探し出された人々の肉体は、ひどく傷んでいて誰のものとも見分けがつきません。確認作業は難航を極めます。誰が、どのあたりの席に座っていたのか知っていた者はいないのですから。

シモニデスは、動揺を抑えて、頭の中の時計を巻き戻すことに集中し、瞑想《めいそう》します。そのとき、記憶の概念を覆す奇跡が起こったのです。

一瞬で廃墟と化した現実の宮殿が、彼の頭の中では、笑い声がこだまする華やかな饗宴《きょうえん》の場に復元されたのです。逆回しの映画フィルムのように、大理石のかけらは積み上がって柱に戻った。瓦礫《がれき》から突き出ていた木片はテーブルに。破片のくずは、装飾された鮮やかな食器に。

復元されたのは、建築物だけではありませんでした。彼が、あらゆる感覚を研《と》ぎ澄《す》まして、宮殿での饗宴のシーンに目を凝《こ》らすと、席に着いている客人のそれぞれが蘇《よみがえ》ってきました。彼らは、凄惨な悲劇が迫っているとも知らないで、談笑しています。一番前の席では、スコバスが座っています。彼の友人の詩人は、皿のソースをパンですくっています。窓を見やると、使いの者がこちらに向かってやって来ます。何か重要な使者のようだ……。

シモニデスは、目を開けました。彼は、たいせつな人を失って動揺する人々の手を取り、彼らが愛する人が座っていた場所へと案内しました。彼の頭に蘇った映像情報を頼りにして。

これが、「記憶の宮殿」と呼ばれる伝説の記憶術が誕生したエピソードです。

この「記憶の宮殿」記憶術は、記憶したいもののイメージを、想像しやすい空間の場所に関連づけて格納しておく記憶術に発展していきます。キケロなどのローマ人によって改良され、体系化されて「ジャーニー法・場所法」とも呼ばれる記憶術に発展していきます。そしてルネッサンス期にかけて、人類の英知に大きく貢献しました。本書でも［第3章］85ページでその応用法を紹介しています。

3：『偉大な記憶力の物語』の主人公

世の中には、生まれつき「記憶力が良すぎる人」が存在します。ロシア（ソ連）の神経心理学者A・R・ルリヤの名著『偉大な記憶力の物語』の主人公であるSが、その人です。

1928年5月、若手ジャーナリストのSは、ルリヤの診療所にやって来ました。Sは新聞社の編集長である上司に言われてここにやって来たのです。上司がSにルリヤを訪ねるように勧めた理由は、Sの〈もの忘れ〉がひどかったからではありません。その真逆、Sの記憶力が良すぎるからです。

上司は、朝の会議で、その日の仕事について、その内容・取材先・記事の提出先など次から次に読み上げ、多くの記者たちは、それぞれ、必死に手を動かしてメモを取ります。

ところが、Sは、ぽかんと上司の顔を見つめている。それでいて、上司の話を、一字一句漏らすことなく正確に暗記しているのでした。

その日から、ルリヤとSとの付き合いが始まります。Sは無味乾燥の数字も一瞬にして記憶できました。しかも、読み上げられた多くの数字を逆から復唱することもできました。Sは数学を知らないのに、複雑な数式の記憶ができました。Sはイタリア語を知らないのに、イタリア語の、それも詩や公文書でしか使われないような難解な言語を記憶することもできたのです。

しかも、Sは、なんでも一瞬で覚えることができるだけでなく、それらを忘れることもしないのです。これについては、ルリヤは16年間にしたSの記憶テストの内容を、16年後、Sが見事に記憶していて再現した事実に驚愕《きょうがく》します。

このSの異常な記憶力には、秘密が隠されていました。Sは、「共感覚」という珍しい脳機能の持ち主だったのです。共感覚とは？

私たちの五感は、通常、別々に働きます。ところが、共感覚の持ち主では、五感が連合的に働きます。たとえば音を聞いたとき。聴覚で音を感じるだけでなく、同時に、音の色が見えたり、音の手触りを感じたり、さらには、音の味まで感じたりするのです。言葉の単語を読むときも、ある単語は「ざらざらして茶色い」と感じ、別の単語は「黄色で、剣のようにとがっている」と感じるのです。

私たちの記憶の門番の海馬は、単一的な刺激よりも、連合的・複合的な刺激によって門を開けやすい性質があります。私たちも受験生のとき、英単語を覚えるのに、ただ、単語帳を黙読するだけでなく、ペンで何度も書きながら、声に出して覚えましたよね。感覚を連合的に使うと記憶するのに有利なことを知っていたのです。

Sは、共感覚という生まれ持った体質が関係して、異常な記憶力を授かったのでしょう。ところで、この記憶力を生かして、Sは、ジャーナリストとして大成したのでしょうか？残念ながらSは、新聞記者の仕事もうまくいかず、その後も定職に就くことはなかったのです。

「偉大なる記憶力」の持ち主は社会人としてはうまくいかなかったのです。その理由としては、なんでもかんでもメリハリなく記憶してしまって、重要なことと枝葉末節なことの区別がつかなかったのかもしれません。

森羅万象《しんらばんしょう》、優先順位をつけないで、片っ端から覚えていては、うまく考えることができないのではないでしょうか。私たちの「忘れること」ができる重要性も、Sは教えてくれているのです。

記憶のネットワークをつくるのはシナプス

貯蔵されている記憶情報が、必要なときに効率よく取り出されるには（第3幕が機能するには）、脳の緻密《ちみつ》な記憶のネットワークが必要です。脳・記憶の基礎となっている、ネットワーク機能を理解するために、まずは「脳のない生物」を考えてみましょう。

たとえばイソギンチャク。イソギンチャクには脳がなく記憶機能がありません。脳はないのだけれども、小魚が触手に触ると反応して、餌《えさ》を捕まえることができます。イソギンチャクに記憶機能はありませんが、感覚神経と運動神経はあります。触手に何か触ったという情報が入ると、その情報が電気信号となって導線に電気が流れるように運動神経に伝えられて、触手が「キュッ」となって餌を見事に捕まえるのです。

ただしこの一連の行動は脳を介していないため、反射的で、記憶は働いていません。そのため、ときには、ゴミが触っても電気が流れて「キュッ」となってしまいます。

この感覚神経と運動神経の間に、一つの神経細胞が連結されたことが記憶の起源です。この連結部分が「シナプス」と呼ばれます。連結部分のシナプスには、ごく細い溝があります。そのため感覚神経から伝わってきた電気信号は、この間を素通りすることができません。

この溝の間での情報伝達の担い手こそが、「脳内エネルギー」なのです。脳内エネルギーは、「神経伝達物質」とも呼ばれています。電気現象による情報伝達であれば、電気が流れるかどうかだけの単調な情報になりますが、脳内物質による伝達は複雑なバリエーションを持つことができるのです。

もしイソギンチャクの感覚神経と運動神経の間に、1個の神経細胞があれば、それが関所になります。そして、刺激を受けたものが餌の場合は、信号は運動神経に伝えられ電気が流れて、餌を捕まえます。

しかし、ゴミの場合は、関所で情報が止められて、電気は、シナプス（関所）を通過することができないため、身体は無駄な動きはしないという芸当が可能になるかもしれません。神経細胞とシナプスが一つでもあれば、記憶すること・情報の分析・「考えること」ができることになるのです。これが脳と呼ばれる臓器の基本単位です。

この神経細胞が1000万億個もあるのが人間の脳です。しかもこの1個1個の神経細胞は、約1万本の手を伸ばして他の神経細胞とシナプスで接続されているのです。より広大で、緻密で強固なネットワークがつくられている脳であればあるほど、記憶力は緻密で強いのです。

外部の情報に対して、指令が津々浦々まで行き届き、記憶の第3幕の検索がうまくいきやすいからです。わずかな情報からでも、連想機能によって的確な次なる情報を引っ張り出せるのです。

脳のこのような複雑な構造は、よくコンピュータにたとえられますが、脳とコンピュータには決定的な違いがあります。コンピュータの情報伝達は電気信号のみによるものです。一つの「検索」ワードからは、常時同一の情報しか引っ張り出せません。しかし、脳の場合は、臨機応変に、バリエーションに富んだ検索がなされます。

ときにはこの現象が新たな創造につながる場合もあるでしょう。私たちの脳・記憶機能は、私たちが、昨日とは異なった新しい行動がとれる・変化ができる可能性の源泉となっているのです。

前頭前野《ぜんとうぜんや》は記憶の第3幕の主役

記憶の第3幕・検索の最高司令塔は、前頭葉にある前頭前野である、といわれています。前頭前野には、外界の刺激としての情報が私たちの五感を通じて入力された情報が上がってきます。さらに、前頭前野は記憶の貯蔵庫とも密接に連絡を取り合っています。外界から上がってきた情報に加えて、脳の内にある記憶の貯蔵庫から、必要に応じて検索された情報も取り出すのです。

そのうえで、前頭前野（脳）は、すべての情報を、統合・分析します。その結果、自分が幸せになるためにはいかに行動したらよいのか、という計画を練り、なすべき行動を指令・実行しているのです。この過程そのものが私たちの記憶機能であるといえるでしょう。

記憶機能の究極の目的は、自己の生存にとって最も適した行動をとる、ということです。記憶機能は、自己の幸せや満足を満たすための機能なのです。ですから、この機能は当然のこととして、自分の夢や生きがいといった、個人の意欲に強く影響を受けるのです。

そして、〈もの忘れ〉を心配するなどと自分の状態が不安になり、記憶がうまく働かないということは、私たち人間の人間たる基本ともいえる、この「その人自身の物事のとらえ方」と、「その人が幸せに生きるためにどう行動すべきかを決定する記憶機能」の問題であるから、深刻なのです。

そこで、［第5章］では私たちが〈もの忘れ〉におびえるメカニズムを追うことにいたしましょう。

第5章

決めつけアルツハイマー症候群という病い

「ボケ」への世の中のシナリオ

社会の最前線で頑張っているビジネスマンや主婦の話、このようです。

40代くらいからボチボチ記憶力が落ちて、自分の〈もの忘れ〉が気になり始める。自ら、「ボケてきたのかなあ」とつぶやく日々。そして、現実問題、親の世代では、〈もの忘れ〉が悪化して、アルツハイマー（アルツハイマー型認知症）になってしまった人が加速度的に増加中……。

なんと、アルツハイマーが主犯とされる認知症の方は、我が国に462万人、さらに予備群も含めると800万人存在するだろう——こんな公式発表が、専門医からなされました。認知症は、ますます社会問題になってきています。

生涯で考えると、4人に1人は認知症になるという数字を突きつけられた時代です。

先の話は、こう続いていきます。いや、そんな数字を突きつけられるまでもなく、認知症は極めて身近の日常的な問題になっている。周辺には認知症の方が溢《あふ》れ返っている。先日、亡くなったオレの親父、晩年は「ボケボケ」で介護が随分たいへんだった。オレも、やがてボケて子供たちに迷惑をかけるのかなあ、という不安が膨らむ。

こうした世の中のシナリオにのっとれば、不安がつのってくるのは当然です。つまり今、日増しに気になる自分の〈もの忘れ〉はボケの始まりなのでは？　ボケの原因となることが多いアルツハイマー。最近の研究では、アルツハイマーの原因となる「アミロイドβ《ベータ》」は、認知症になる何十年も前の40代の脳に忍び寄っているという知見も……。

そして、こんなふうにもささやかれます。アルツハイマーは早期発見が重要！　早期発見の決め手は、異常な〈もの忘れ〉にいち早く気づくこと。恐ろしいアルツハイマーの前兆は圧倒的に「もの忘れ」なのだから。

もう、誰もが「私の〈もの忘れ〉はアルツハイマーの前兆かもしれない……」と思ってしまうでしょう。

「〈もの忘れ〉難民」急増中

実際、若い人がほんとうに認知症を心配しています。「自分の〈もの忘れ〉はひょっとしたら認知症の始まりでは？」と。私の《もの忘れ外来》を受診する人たちが日に日に低年齢化しています。40代〜50代は、当たり前。20代〜30代の方も《もの忘れ外来》に押し寄せます。

テレビや雑誌などのマスコミも、どんどん若い世代に、〈もの忘れ〉の情報を発信するようになっています。前述したように、10年前であれば、私の《もの忘れ外来》に取材に来る雑誌は、熟年層を対象にした健康をテーマにした雑誌と相場が決まっていました。

ところが、最近は、40代のマダムを対象にしたファッション雑誌が認知症特集を組んだり。グラビアアイドルの肢体でにぎわう20代の男性誌が「あなたの〈もの忘れ〉大丈夫？」というコーナーを作ったり。日本国民の老若男女が、認知症の影におびえていると言っても過言ではなさそうです。

アルツハイマーは40代の脳に、すでに、忍び寄っている……

重要なことのため、再々に繰り返しますが、現在の超少子高齢社会の日本。これは人類がかつて遭遇したことのない非常事態の社会構造なのです。この社会構造のなかで、認知症の方はとうとう462万人に……。その認知症の原因で最も多いのが、アルツハイマー型認知症です。

一般的に、認知症といえばアルツハイマー。アルツハイマーといえば認知症。けれど、一昔前までは、認知症は、特殊な人がかかる珍しい病気であるという誤解がはびこっていました。

ところが、自分の親や周りの人が続々と認知症になり、医学的に認知症になるメカニズムが解明され始めました。その結果から認知症は、誰がかかってもおかしくない「コモン・ディジィーズ（Common Disease＝有病率が高いありふれた病気）」であるということが常識になってきています。

アルツハイマー型認知症は、高齢になればなるほどかかりやすくなる病気です。アルツハイマー型認知症の原因となるのは、前記のアミロイドβと呼ばれるタンパク質の残骸。アルツハイマー型認知症は、脳に溜《た》まったアミロイドβの毒性によって引き起こされると考えられています。

しかも、認知症は高齢になってから発症する場合が多いとはいえ、最近の研究で、このアミロイドβは、70歳以上など高齢になってから急に脳に出現するわけではないことが判明してきました。別章でも解説しますが、80歳で認知症になる人の場合、アミロイドβは、なんと40代くらいから溜まり始めているのです。

アミロイドβは、チョッとくらい現れても脳に悪影響はありません。しかし年齢を重ねるにつれてジワジワと溜まり、積もり積もると、脳の神経細胞に毒性を持って、認知症を引き起こす犯人となるのです。

この知見から、若いうちから認知症の影は忍び寄ってきているという解釈はあながち間違いではないのです。

これらの情報が、若い方の〈もの忘れ〉＝認知症の始まりという不安の図式を生みだしてしまう一因になっているのでしょう。

ものすごくたくさんのことを記憶していることを誇るより、些細《ささい》な〈もの忘れ〉を嘆く方が増えているのでしょう。

認知症へのマスコミの脅迫

先日、私は、某テレビ局の健康バラエティー番組に出演しました。今回のテーマは、「認知症にならないで、健康長寿を手に入れる生活習慣」といった内容でした。

テレビ出演は、異常に疲れるので、私は、極力お断りしています。本業の医師の業務に支障をきたすからです。しかし、「超高齢社会の日本では認知症予防がたいへん重要だと思います。ぜひスタジオに」と熱く語るディレクターの熱意にほだされて引き受けてしまったのです。

私の役割は、認知症予防に効果のある生活習慣を、わかりやすく解説するというものでした。運動・食べ物・人とのかかわり方などの、〝どのような生活習慣が、認知症予防に効果的か？〟といった内容を、科学的知見をもとに、皆さんに伝えるのが役目でした。

たとえば、「1人でウォーキングをするより、社交ダンスをしたほうが、認知症予防に効果的」であるとか、「1人でクロスワード・パズルに勤《いそ》しむより、仲間とマージャンを楽しむほうが認知症の予防に有効」とか。

収録中は、私の発言のどの部分を「切り貼り」して使われても、視聴者の皆さんに有用かつ、医学的に正確な表現を心がけました。撮影が終わった瞬間にどっと疲れが押し寄せましたが、まずまずの充実した収録に満足感もありました。

ところが、数日後のオンエアーを観《み》てビックリ！　ナレーションから流れる内容は、視聴者の不安感をあおり、恐怖心を抱かせる内容。「アルツハイマーになりやすい度チェック」や「アルツハイマーになってしまう生活」などなど。

私は「1人きりで余暇を過ごすよりは、仲間や家族と楽しんだほうが、より良い（better）ですよ」と話したはず。それが巧みに編集されて、「1人っきりで余暇を過ごすと、あなたは認知症になってしまいますよ」というニュアンスに変身していたのです。いたずらに、視聴者を不安に陥れる内容に、私は、改めてテレビの怖さを知りました。

テレビ業界の人だけでなく、出版社などマスコミ関係者は口をそろえて言います。人を安心させるより、不安や恐怖感をあおったほうが、視聴率・出版部数を伸ばせるのだと。安心感を与える情報には用がないと。

ですから、テレビの健康バラエティーでは、お笑い芸人の皆さんを生贄《いけにえ》にして、「このままの生活では、とんでもないことになりますよ」「このままでは、あと10年も生きられませんよ」などといった文脈しかないのです。

少し前までは、癌《がん》や心臓病の恐怖をあおる番組が主流でした。ところが、癌や心臓病の治療が著しく進歩して、寿命が延びた現在。「あなたの〈もの忘れ〉は認知症の始まりかもしれません」と、恐怖をあおる番組が目白押しとなってきているのです。

記憶至上主義社会の現実がもたらすもの

記憶とは、生物が生き残りをかけた過程で生まれた、脳の究極の進化の産物です！　それを私たちは本能的・経験的に理解しているからこそ、記憶は人間としてのステータスのシンボルのように考えられる傾向があります。

現実社会も記憶重視社会です。優秀であるとは記憶力が良いことと考えられています。人間力が最も必要な医者の登竜門である医学部入試も、医師国家試験でも、最も必要とされる能力は記憶力です。膨大な知識を詰め込まない限り、試験には合格できません。記憶力があまり良くない私は、苦労しましたよ。

確かに、医学部の同級生の記憶力はまるで超人でした。記憶力が卓越していると感じる人は、医学生の90％は占めます。彼らは、一度聞いただけで覚えることができる記憶力の持ち主でした。まるでコンピュータ並みの頭脳。彼らは、学生時代、頭が良いといわれてもてはやされていました。

ところが社会に出ると、歯車が変わってくるんだなあ、これが。彼らは臨機応変さに欠けている場合が多い。社会に出て、医者となって、大成している人は、記憶力は凡庸だった人のほうが多い。これはいったいどういうことでしょうか？

記憶力が良い、コンピュータ並みであるとは、記憶の第1幕（記銘）を忠実に第3幕（検索）に移行できる能力。ある意味、融通がきかない能力。大学入試など、日本社会の試験で問われる能力は、この記憶力。この能力に秀でた集団が日本のエリートの実態です。

こういう価値観で上《のぼ》り詰めた人は、生々しい世界では通用しにくいのかもしれません。医者もそうですが、仕事で扱う人間は、理屈が通用しない生もの。杓子定規《しゃくしじょうぎ》の対応では、うまくいきません。記憶の第3幕では、マニュアルどおりの検索に加えて、さまざまなアレンジを加えた対応をしていく必要があるからです。

記憶至上主義では、この過程がうまくいかない場合が多い。とはいえ、長い間、人間の価値観の指標になっていたのは記憶力。なんでもかんでも記憶できることを「優秀」という。だから〈もの忘れ〉は敗北。記憶力（無味乾燥）が良いことが正義、悪いことは罪悪。こんな社会を生きる我々には、記憶の問題は深刻なことになって当たり前。そのようにして、今日も、私の《もの忘れ外来》には行列ができるのでしょう。

「決めつけアルツハイマー症候群」の存在

病院での実地研修（ポリクリ）を始める医学生は、週替わりで難病に取りつかれます。医学生は、週単位で、大学病院のさまざまな診療科で研修をします。そこでは大学病院特有の難病の患者さんにかかわることになるからです。

血液内科では白血病。神経内科では筋萎縮性側索硬化症《きんいしゅくせいそくさくこうかしょう》（アミトロ）や皮膚科では悪性黒色腫《こくしょくしゅ》などが代表的。いずれも恐ろしい病気。つまり、頻度的には珍しい病気・治療するのが困難な凄惨な病気が心に残りやすいのです。

血液内科を研修した医学生は、疲れ気味で鼻血が出ると、「ひょっとして白血病？」。神経内科の実習後の学生は、右手の親指と人さし指の付け根の筋肉がピクピクすると「まさか、アミトロでは？」

次の週の皮膚科研修後は、足の裏に血豆を見つけても、「悪性黒色腫？」と、心配になり、恐怖におののく。めったに見たことがない珍しい怖い病気であればあるほど、何げない日常生活での自分の変化が、その病気の初期症状に当てはまるように感じてしまうのです。これが、「医学生難病シンドローム」。

誰しも怖い病気の情報にさらされると、自分もその病気に巻き込まれてしまう不安を持つものです。

若年性認知症の情報も同様です。最近、立て続けに若年性認知症のテレビや映画が作られています。しかも、認知症になってしまうと、打つべき手だてがない、認知症は不治の病であるということが強調されるストリーが多い。民放のドラマでは豊川悦史が認知症になった。NHKの朝ドラでも、森下愛子が。

我が国以外でも、韓国映画の『私の頭の中の消しゴム』は20代の主人公が認知症になるというかなりレアな設定ではあるが涙を誘った。

このようなメデアにさらされ続けると、若い人でも、「決めつけアルツハイマー症候群」に拍車がかかります。ここで、なぜに「決めつけ」なのかは、言うまでもないことでしょう。

〝アルツハイマー早期発見チェックリスト〟の「お告げ」

そこで、「アルツハイマーの早期発見チェックリスト」といったものが、よくありがちなことになります。

〝ありがち〟というところに注意してください。以下のクエスチョン（Question）に多く該当しても、認知症予備軍であるかどうかは、不明です。というか、まったく、あてになりません。この陳腐なチェックリストは、反面教師として、冷淡に引用したものです。走り読みをなさって、そのあたりのニュアンスを誤解なさいませんように。

さて、アルツハイマー早期発見のチェックリストです。

アルツハイマーは〈もの忘れ〉から始まることがほとんどです。以下のクエスチョンに該当することが、あなた、あるいは周りの方に当てはまれば、医療機関に相談しましょう。

- 同じことを何回も言ったり、聞いたりしていませんか？
- 家族に頼まれたことを覚えていず、きちんとできていませんか？

・物を置き忘れたり、しまい忘れていませんか？
・物の名前が出てこないことがありますか？
・途中で今何をやっていたか、忘れることはありますか？
・「あれ、あれ」で会話を済ませることが多いですか？
・道によく迷いますか？
・持病（高血圧・糖尿病・高コレステロール血症・肥満など）はありますか？
・血のつながった身内の方で、認知症の人はいますか？

それぞれに「はい」と答える、つまり該当すれば各1点とし、その合計が「０〜２点＝安心。３〜５点＝少し心配。６〜９点＝かなり心配、すぐに受診を」という判定法となります。

どうでしょうか？

「どうでしょうか？」じゃないだろ。僕はほとんど当てはまるよ。心配させやがって。——いえいえ、皆さんだけではありません。私もほとんど当てはまります。

先日も、家内に「あなた、何度、同じことばっかり言っているの。しかも、帰りに買ってくるように頼んだワインも忘れて」とどやされました。メガネをスポーツジムでなくしました。携帯電話を新幹線に忘れてたいへんでした。毎日一緒に仕事をしている看護師の名前ですら、なかなか出てきません。高血圧の薬は飲んでいますし、しっかりメタボ。亡くなった父は認知症でした。

このようなアルツ、いや「〈もの忘れ〉チェックリスト」に従えば、国民皆即認知症。このチェックリストによれば、私も《もの忘れ外来》を受診しなければなりません。そしてこのチェックリストに従って、国民のすべてが《もの忘れ外来》に相談していたら、今でも2～3か月待ちの外来予約が、2～3年待ちになってしまうでしょう。

〈もの忘れ〉がひどいのが認知症というわけではない

認知症は「脳や身体の疾患を原因として、記憶・判断力などに障害が起こり、普通の社会生活が送れなくなった状態」と定義されてきました。つまり、認知症は「単なる年のせい」ではなくて、「ある病気」による結果として、毎日の生活の自立が困難となった状態なのです。この「ある病気」として、最も頻度が高い病気がアルツハイマーです。さらにアルツハイマーといえば記憶障害が特徴的です。そのため、認知症といえば、記憶障害＝〈もの忘れ〉という構図が普及しているのです。

そんななか、2011年に米国立老化研究所（NIA）とアルツハイマー病協会（AA）

が、最新の認知症の定義・基準を提案しました（153ページ図4）。ＮＩＡ／ＡＡは、世界の認知症の診断や治療の教科書を作るような組織です。欧米に影響を大きく受けやすい我が国の医学界も、当然のごとく、これに従って迎合しています。

今回の認知症の定義で、話題となった改訂事項が一つ。それは、「記憶障害のみでは認知症ではない」ということです。人から見てもひどい〈もの忘れ〉があっても、記憶のテストの成績が異常に悪くても、それだけでは認知症かどうかは判定できない、というものです。ひどい〈もの忘れ〉ノットイコール（≠）認知症ということが、世界的な権威によって定義されたのです。ＮＩＡ／ＡＡの主張したいことは、ひどい〈もの忘れ〉があっても、日常生活・社会生活に大きな支障がなければ認知症ではないということです。

認知症とは、日常生活・社会生活を行ううえで、判断力や問題解決能力が低下し、独自で社会生活を営むことに支障が出て介助が必要な状態のことであると定義されたのです。〈もの忘れ〉がどんなにひどくても認知症であるとは限りません。

〈もの忘れ〉の真犯人は？　そして、今、私たちがやるべきことは？

現在でも若年性認知症は、実は、そんなに多い病気ではありません。診断が早期になされ

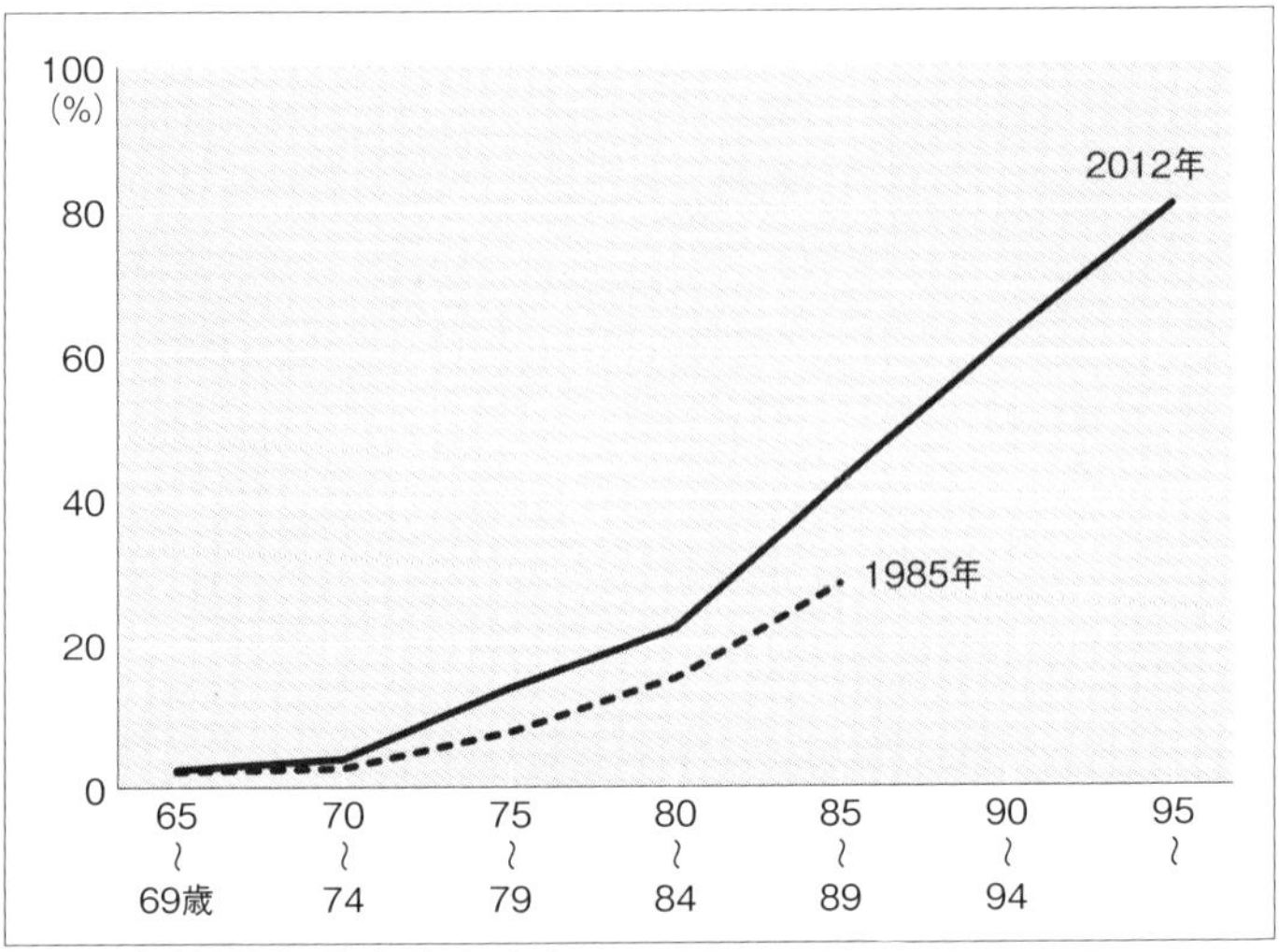

図3　年齢層別の認知症有病率［厚労省研究班の報告書などから作成］

るようになったため、昔より多くは感じるものの、今でも珍しい病気です。実態は図3のように、ここ数年で多くなっているわけではないのです。高齢化によって、その認知症の数は爆発的に増えていますが、若年性は増えていないことは、図からも一目瞭然です。

認知症専門医の医療現場からの真実も、40代〜50代で、認知症を発症する方は、実は、非常に珍しいのです。中高年から悩み始める〈もの忘れ〉と、認知症の初期症状の〈もの忘れ〉はまったくの別物です。まったく質が異なる〈もの忘れ〉なのです。

「40代〜50代の〈もの忘れ〉は99％以上、認知症の前兆ではない！」でしょう。

じゃあ、中高年の〈もの忘れ〉の不安は、

放置しておいてよいのでしょうか？　それは非常にまずい。中高年の〈もの忘れ〉とその不安は、実は人生の疲労からくる脳の警告サインだったのです。情報過多・マルチタスク（同時にこなすべきことが複数あること）・不安にさらされた私たちの脳が悲鳴を上げているサインの一つが〈もの忘れ〉なのです。

この警告サインを無視し続けると、現在の健康が蝕《むしば》まれ、老後には、正真正銘の認知症が待っています。

性質《たち》の悪いストレスにさらされ続けると、私たちの、脳のエネルギーが枯渇します。車でもガソリンがなくなると走れなくなるように、ガソリンが減った脳は誤作動を起こし始める。脳の疲労が、私たちの〈もの忘れ〉の原因といってもよいでしょう。

疲れた脳では、記憶の第１幕の記銘をすることも、第３幕の検索をうまくすることもできません。疲労によって、脳の情報処理機能が低下します。記憶の情報処理の誤作動が、〈もの忘れ〉の正体です。

私たちの情報処理の過程は、生き方・考え方・職場や家庭での人間関係・食や環境などの生活習慣に大きく影響されます。脳の特性を理解し、日常生活の習慣を少しだけ変えることで、あなたらしい若々しい記憶機能を取り戻す、さらには、新しく作り上げることもできるのです。それと同時に、〈もの忘れ〉の不安は消滅してしまうことでしょう。

本章を読んで、いや本書全体からご自分の〈もの忘れ〉を冷静に分析してください。まずは、認知症の不安を解消してください。そして、今の〈もの忘れ〉に対しての対策を講じてください。皆さんの〈もの忘れ〉の不安を解消するのは、病院ではなく、皆さんの日常生活のイノベーションなのです。

第6章

それでも怖い
アルツハイマー型認知症の正体

アルツハイマーに特徴的な〈もの忘れ〉とは？

［第5章］のような「〝ありがちな〟アルツハイマーの早期発見チェックリスト」などではなく、その特徴的な〈もの忘れ〉をみることは、十分に意味があります。まず、以下の項目について考えてみましょう。

	▼アルツハイマーの心配ない〈もの忘れ〉	▼アルツハイマーが心配な〈もの忘れ〉
・体験したことの	一部分を忘れる	体験したこと全体を忘れる
・日常生活	本人・家族に支障なし	誰かの生活に支障がある
・日課	こなしている	こなせない
〈もの忘れ〉の内容	（人や物の名前など一般的なこと）	パーソナルに体験した重要なこと
・ヒントを与えると	思い出せる	思い出せない
・〈もの忘れ〉の進行	不変	進行悪化
・判断力	正常	低下
・日時の認識	保持	混乱

・〈もの忘れ〉の自覚	自覚している	してない・認めない
・気持ち	不変	怒りっぽい・意欲低下
・家族の違和感	少ない	大きい（感情の変化・妄想などがあれば特に）

いかがでしょうか。〈もの忘れ〉の内容やその進行、自覚などもみることで、それなりにはっきりしてきます。そして、本書の読者の多くの方が認知症とは一線を画していたものだったと思われることでしょう。これまでにも述べてきたように、年齢的にも当然のことなのです。

一方、皆さんの親の世代などについては、より深くチェックしてみる必要があります。

親の認知症に早く気づく方法

認知症の早期発見には、前項に掲げたような「心配な〈もの忘れ〉」に気づくと同時に、記憶以外の要素にも注目することが重要です。以下のリストを基に考え、試してみてください。

▼今までやっていたのにできなくなったことはありませんか？
・今までできていた仕事や家事がこなせなくなった
・料理の味が変わった。メニューが単調になった
・部屋が片づいていない。風呂やトイレが前より汚れている
・外出時もお化粧をしない。以前に比べ、おしゃれをしなくなった
・テレビのリモコン操作ができない。栓抜き・缶切《かんきり》を使えない
・慣れている場所なのに道に迷った
・日課や趣味をしなくなった
・薬の管理ができなくなった
・今まで好きだったものに対して興味・関心がなくなった
・計算の間違いが多くなった
・テレビドラマの内容が理解できない
・車の事故が頻発する

▼性格は変化していませんか？
・夫婦《ふうふ》喧嘩《げんか》が多くなっている

・怒りっぽくなった
・以前よりもひがみっぽくなった
・よく愚痴を言うようになった
・一つのことに執着するようになった
・憂鬱《ゆううつ》そうになった
・元気がなくなった

▼明らかに変なようすはありませんか？
・財布を盗まれたと言って騒ぐ
・幻視が見える
・夜になると騒ぎ出す
・何にもないところで転ぶ
・尿失禁など排泄《はいせつ》のトラブルがある

これらは、親の行動を観察することによって、認知症を見つける方法です。したがって、「心配な〈もの忘れ〉」や記憶以外の症状でここに該当するのであれば、まずは、かかりつけ医に相談してください。かかりつけ医を持たない場合は、《もの忘れ外来》の予約をしてください。

アクションで見つける技術

日ごろ、親と同居していない場合、認知症の早期発見が後手に回ることが多いです。日常生活でのさりげない〈もの忘れ〉などに気づく機会が少ないからです。そんな場合は、久しぶりの会話の際に、ちょっとした工夫をして、早期発見する必要があります。次に、その具体例を記します。

(1)「今晩、孫の誕生日だから、昔よく食べさせてくれた〝おはぎ〟、作っておいてくれない？」

このように、前もってまず、〝前振り〟をしておきましょう。日常的にはあまり作るものではない「懐かしの料理」をリクエストします。条件反射ではなく、思い出しながら作る料理を。普通なら、久しぶりの子供からのリクエストですから、喜んで作ってくれるもの。

ところが、頼まれたことすら忘れていた、となれば、要注意です。海馬《かいば》が衰え、近時記憶に支障が出ている可能性があります。認知症予備軍の状態かもしれません。

(2)「イチローは最近どう？　消費税アップについてどう思う？」

親がふだんから興味を持っているテーマの時事ネタを振ってみます。野球が好きなら大リーグのようすでもいいですし、芸能ゴシップ好きなら最近話題のスキャンダルについてでも。あるいは、もっと身近なことで、「ご近所の○○さんのお葬式、どうだった？」などもいいでしょう。

以前なら興味津々《しんしん》だった話題なのに、「イチロー？　変わらないんじゃない」、「消費税アップするなんて聞いていないよ」、「○○さんは死んでいない」など、事柄をすっかり忘れていたり、興味を示さない場合は要注意です。

(3)「おばあちゃん、指遊びしよう！」

《もの忘れ外来》では、①〝10時10分〟の時計の絵を描けるか、②手で指鳩の形を作れるか、を確認します。視空間認知が、遂行実行機能が衰えていないかどうかのチェックです。アルツハイマーでは、自分の身体の位置関係があやふやになり、方向音痴になります。

子供から指示されたら不快に思うかもしれませんので、孫の手を借りるのが得策。孫でもできるような、「キツネ」「ハト」などの簡単な手影絵が作れない、そんな症状があれば心配です。

ボケと認知症の深い関係

ややこしいのは、「ボケ」という言葉は日常用語であるということです。私たちの生活や仕事の会話のなかで、「疲れたので頭がボケてきた」というように、ごく普通に使われています。また、漫才の「ボケとつっこみ」というように使われるときには、「おとボケ」のような親しみをこめたニュアンスを持ちますし、「このボケなす」というようなときには蔑称《べっしょう》のようなニュアンスを持つと思います。

少し前までは、専門用語としてもボケは「認知症」の概念を示していました。認知症は、歴史的に以前は「痴呆症《ちほうしょう》」と呼ばれてきました。この痴呆の呆がボケを意味しています。病気を表す痴呆症の正式名称が認知症に変わったとはいえ、習慣はすぐにはなくなりません。

特に、認知症の専門的な情報・知識を読者にわかりやすくお伝えすることを第一の目的とする書籍の場合は、ボケは、ほぼ認知症と同義の意味合いで使われています。今まで馴染《なじ》みの薄かった認知症という言葉ではなく、ボケという言葉を用いるほうが「わかりやすさ」が得られる効果があるからです。

大筋としては、「ボケ」＝「認知症」として用いられてきましたし、今も本のタイトルなどにもよく用いられます。最近では『「ボケは40代に始まっていた」認知症の正しい知識』（西道隆臣編著、かんき出版）や『40代からはじめるボケない生活術』（奥村　歩著、静山社）などです。これらのなかでは、「ボケ」ニアリー＝「認知症」と定義しています。

それに対して、『「いわゆるボケ」ですか「認知症」ですか？』（浦上克哉著、徳間書店）では、「ボケ」ノットイコール（≠）「認知症」としています。いわゆるボケを認知症と区別しているのです。ややこしいですね。

本書が使用している「ボケ」という言葉も、親しみをこめたものでも蔑称でもなく、医学的な認知症を意味していることを改めてお断りしておきたいと思います。

アルツハイマーと認知症との深い関係

認知症は一つの病気を指し示すものではありません。「脳や身体の疾患を原因として、今までのように普通の社会生活が送れなくなった状態」なのです。

ここでのポイントは、認知症という言葉は一つだけの病気を意味するものではなくて、症状や状態を意味するのであり、認知症の原因となる病気は次に列記されるようにたくさんあるということです。

そのなかの一つが、アルツハイマーなのです。

・アルツハイマー病（アルツハイマー型認知症）、レビー小体病（レビー小体型認知症）、ピック病（前頭側頭型認知症）――以上は、認知症の3大変性疾患とされています。

・脳梗塞《のうこうそく》、脳内出血など脳卒中（脳血管障害性認知症）――これは、認知症の原因が脳卒中となります。

・甲状腺《こうじょうせん》機能低下症、ビタミンB_1欠乏症、ビタミンB_{12}欠乏症など――ホルモンやビタミンが不足しても脳に問題が起こる症例です。

・髄膜腫《ずいまくしゅ》、神経膠腫《こうしゅ》、悪性リンパ腫、転移性脳腫瘍《のうしゅよう》など――腫瘍性疾患（脳にできるデキモノ）の症例。

・慢性硬膜下血腫、頭部外傷後遺症など――外傷性疾患（頭を打つとボケやすくなるのは真実）。

・髄膜炎、脳膿瘍、ヘルペス脳炎、クロイツフェルト・ヤコブ病など――感染性疾患（脳に黴菌《ばいきん》やウイルスが侵入する）。

・特発性正常圧水頭症など――その他の認知症につながるものとなります。

ここに示した病気は、いずれも認知症の原因になることがあるのです。しかし、頻度的・現実的には、認知症はアルツハイマー病が原因のことが非常に多いので、一般に認知症＝アルツハイマー病という図式で議論されることが多いのです。特に、認知症がらみの一般書では、認知症といえばアルツハイマーを意味していることがほとんどです。ひどい〈もの忘れ〉＝アルツハイマー＝認知症の心配という流れになっているのです。

アルツハイマーの正体

再々前述してきたように、現在の日本では、患者さんが４６２万人以上と推定されている認知症です。そのなかでも、圧倒的多数を占めているのが、アルツハイマーです。しかし、アルツハイマー病は、長い人類の歴史から見れば、とてもとても最近の新しい病気なのです。

20世紀に入ってから、人類史上初めてのアルツハイマー病の存在が公になりました。初めての患者さんが認識されてから、まだ１００年近くしかたっていないのです。

一方、アルツハイマーと同じように、認知症を引き起こす原因となる脳卒中は人類の歴史とともにその存在感を示す記録が残っています。『聖書』の中にも「雷に撃たれるがごとく……」と、脳卒中の発症を推定される記録が残っています。

それに対して、〈もの忘れ〉から始まるアルツハイマー病らしい記録は100年前までは、残っていませんでした。第1号を発表した人は、もちろん、アルツハイマー博士。アルツハイマー博士は、居住地のドイツの小さな医学会で、アウグステさんの認知症について報告したのです。


アウグステさんは、「見たり・聞いたり・体験したこと」が頭に残らなくなってきました。記憶の第1幕の記銘ができなくなったのです。アウグステさんを診察したアルツハイマー博士は首を捻《ひね》りました。「こんな〈もの忘れ〉見たことない！」と。

当時のドイツをはじめとする医学会では、認知症の多くの原因は梅毒であると考えられていました。そんな当時の状況のなかで、「アウグステさんの認知症はちょっと違うな！」というのがアルツハイマー博士の洞察だったのです。

精神科医であったアルツハイマー博士は、実はリアリストでした。「アウグステさんの症状は、心の問題とかストレスとかいった類の問題ではなく、脳に何か重大な変化が生じているのでは？」と考察しました。

そのような信念を持ったアルツハイマー博士は、アウグステさんがお亡くなりになったあとに、脳の解剖をさせていただきます。その結果、アウグステさんの認知症の症状と脳の解剖所見が結びついたのです。

アウグステさんの脳には、今までに人類が目撃したことがなかった異常が見られました。茶色いシミのようなものが、脳全体にはびこっていたのです。さらに、私たちの脳に約１０００億個あるといわれている神経細胞の数が、劇的に減少していたのです。特に記憶をつくる（記銘する）のに重要な役割をしている海馬近傍の神経細胞は、すっかり消失していたのです。

この事実から、アルツハイマー博士は、アウグステさんの脳に、なんらかの理由で、茶色いシミのような異常物質が出現し、それが原因で、神経細胞が障害を受け、記憶の障害が現れ、しだいに認知症に進んだのではないか、と考えました。

その後アルツハイマー博士は、アウグステさんに類似の記憶障害を示す患者さんには、同様に脳の異常が認められることを確かめました。そして、１００年以上たった現在でも、脳に、この茶色いシミのような異物が沈着して、神経細胞が障害を受け、認知症を発症するというパターンがあるに違いない、と信じられていて、こういった認知症を、「アルツハイマー病」と呼んでいるのです。

脳の中のゴミ・アミロイドβ《ベータ》とＮＩＡ／ＡＡ

アルツハイマー病の専門の医学者は、この１００年にわたって、根本的な原因として「脳にできる茶色いシミ」をターゲット（target）にして研究してきました。その成果として、このシミは、タンパク質の残骸であることがわかりました。そしてその物質は「アミロイドβ《ベータ》」と呼ばれるようになりました。このアミロイドβが神経細胞に毒性を持って認知症を引き起こすのだ、という考え方が、「アミロイド仮説」と呼ばれる考え方です。

アミロイドβなんて聞くと、なんだか珍しい特殊な物質のような感じがしますね。しかし、アミロイドβは、一種のゴミのようなもので、生活していれば必然的に生まれてくるものなのです。私たちが生活をしていれば必ずゴミが出ます。ゴミが出ても、掃除をきちんとしていれば溜《た》まってきません。

しかし、長く生活をしていて、掃除しきれないゴミが少しずつ溜まって「ちりも積もれば山」となる状態が、認知症の発症に危険となるわけです。次ページの図４は、ＮＩＡ／ＡＡという世界的に権威あるアルツハイマー型認知症の医学会が公表しているアルツハイマー型認知症が起こってくる概念図です。

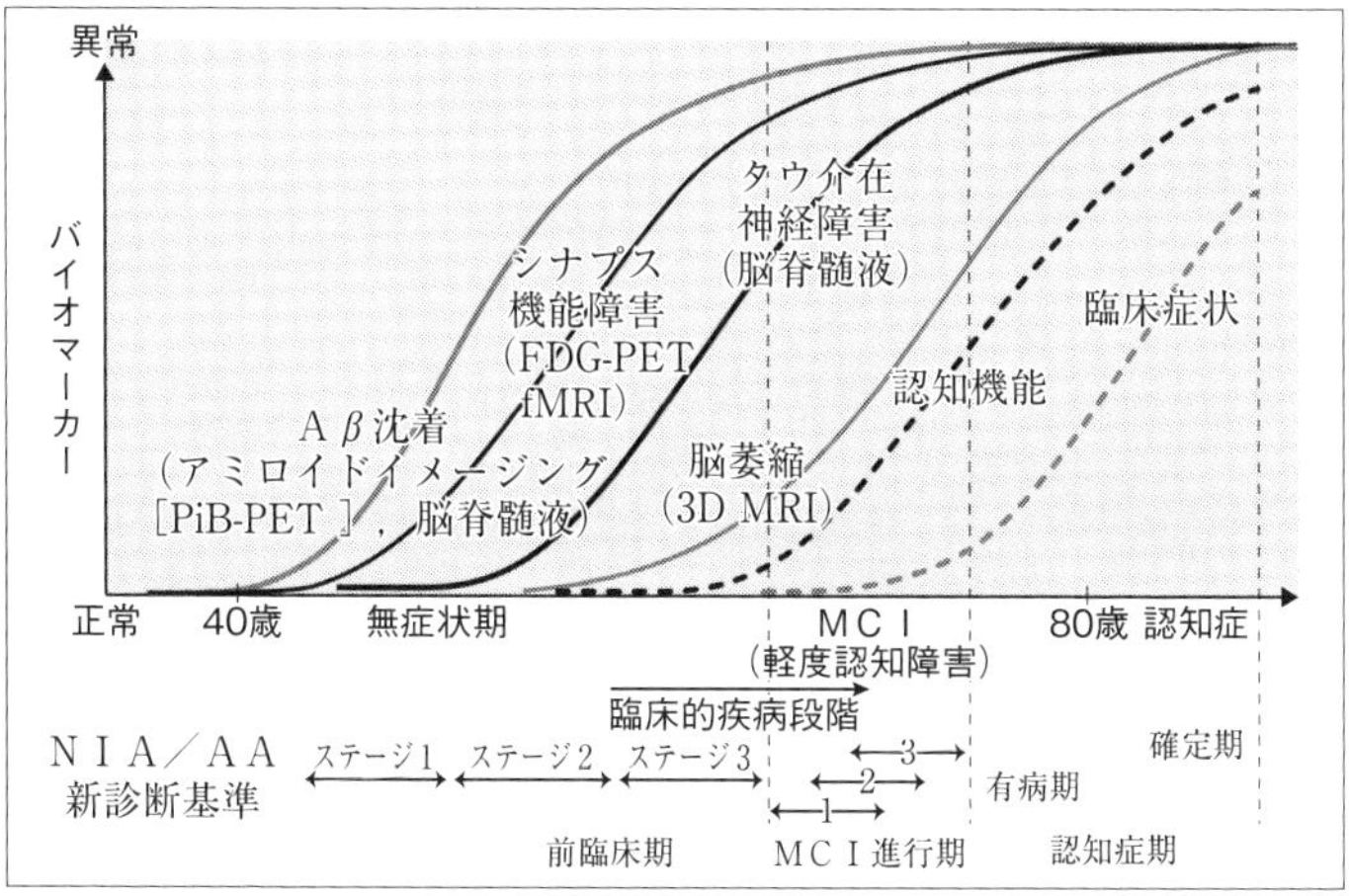

図4　アルツハイマー病の進展におけるバイオマーカーの変化と米国立老化研究所（NIA）／アルツハイマー病協会（AA）による新しい診断基準［『週刊医学界新聞』掲載のものから作成］

この図によれば、80歳で認知症を発症する人の脳では、発症の30年以上前、すなわち40歳代から、アミロイドβがじわじわ溜まってきているのだということが示されています。脳のゴミを掃除する能力は、20代〜30代と若いころには元気で、アミロイドβは、ほとんど溜まってきません。しかし、40歳代から、脳の掃除機能が衰え始めます。そのためアミロイドβが少しずつ溜まってくるのです。

アミロイドβは、多少溜まったくらいでは無害です。脳には、アミロイドβを掃除する能力とは別に、ゴミが溜まったあとにもアミロイドβなどと闘って、認知機能を保持する認知予備力があるからです。この認知予備力は、黴菌と闘ってくれる免疫力のようなものです。

そのようにして、50代～60代の脳の認知予備力は、まだまだアミロイドβには負けてはいません。ところが、70代を過ぎてかなりの量のアミロイドβが溜まってくると、このアミロイドβはお互いくっつき合って勢力を拡大します。強力化したアミロイドβは、神経細胞に対して毒性を持つようになるのです。

そして、まずは、記憶力に深く関係した海馬の近傍の神経細胞が障害され、〈もの忘れ〉がひどくなります。それが、しだいに悪化して、ついには、認知症を発症してしまうのです。

前項で、人類の長い歴史から見てアルツハイマー病はとても新しい病気であることを述べました。１００年前には非常に珍しい病であったのです。その理由は人間の平均寿命の劇的な変化にあります。人類が70～80歳まで長寿になったのは、ついこの１００年の話なのです。

１００年前までは、人間は、アミロイドβというゴミが脳に溜まるよりも早く天寿を全うしていたのです。そのため、１００年以上前の人類の記録からは、アルツハイマー病らしき記述を見出すことは困難なのです。アルツハイマー博士がアウグステの脳に茶色いゴミを見出したのは新発見だったのです。

現在、アルツハイマー病のアミロイドβが蓄積する危険因子が、解明され始めています。

しかし、その最大の危険因子は加齢・老化であることに異論はありません。アルツハイマー病は長寿がもたらした試練であるということができるでしょう。

さらに重要なことは、社会構造の変化です。高齢の方が激増したと同時に、若年層が激減している実態です。認知症の問題は医学の問題と同時に超少子高齢化という、社会の問題でもあるのです

ここまでに、さまざまに認知症の解明を進めてきました。皆さんにもご理解いただけたことと思います。さあ、［第7章］ではいよいよ〝認知症予防〟の具体的な方法を考えていきましょう。

第7章

決定版！　アルツハイマーの予防

「認知予備力」を生活習慣でアップ

ここでは、科学的根拠が明確にされたアルツハイマーを予防するのに適した生活習慣について、まとめます。

アルツハイマーになりやすい人となりにくい人がいます。今までの研究で、アルツハイマーの犯人であるアミロイドβ《ベータ》が、いくら溜《た》まってきても、認知症にならないでアルツハイマーから逃げ切る人々の存在が明らかになっています。

アミロイドβが溜まってくることは、老化の宿命とも考えられ、私たちの努力・生活習慣の改善でどうにかなる問題ではありません。しかし、アミロイドβが溜まっても、認知症になりにくい体質改善は、我々の生活のあり方で、どうにかすることができるのです。

アルツハイマーになりにくい人は、「認知予備力」が高いといわれています。認知予備力とは、老化による体調不良や認知症から私たちを守ってくれる力です。癌《がん》や細菌・ウイルスから人体を守ってくれる免疫力に似ていますね。

そして、認知症の予防の大原則は、私たちの毎日の生活習慣で、タフな認知予備力をつくることです。認知予備力を強くする生活習慣は、「知的活動」「地中海式食事法」「有酸素運動」

「社交性と休養」の要素がうまく重なり合っているのが最適です。

たとえば、知的活動の一つであるゲームにしても、1人でクロスワード・パズルをするよりも、対戦相手がいる囲碁やチェス、将棋、トランプのほうが、より認知予備力を高める効果があることがわかってきました。人を相手に、偶発的な出来事に臨機応変に対応している活動が認知予備力を強くするのです。

そして、「計算ドリル」のような脳トレでは、認知予備力を高めないことも世界的な大規模疫学調査で判明しました。同じことを反射的に繰り返す活動では、認知予備力を強化する効果は期待できないのです。

運動に関しても、ウォーキングや水泳を、1人で黙々とこなすより、テニスや社交ダンスのように、身体を動かすことと同時に、人とかかわり合う要素がプラスされるものが、より効果的であるといわれています。

週に3回、1回30分の散歩程度か？　それともダンスか？

といっても、まずはどのような運動であれ、しないよりはしたほうがよいのは自明です。認知症の予防には、定期的な運動が効果があるということは明らかです。賑《にぎ》やかに友人と、テニスやダンスをするのもよいでしょう。あるいは、1人っきりで、修行のように、散歩・水泳・座禅をこなすのもよいでしょう。

一般論として、アルツハイマーの予防には、ウォーキングやサイクリングのような単調な運動よりも人と共に行うダンスやゴルフやバレーボール、テニスのように競技性がある運動のほうが、効果が上がります。競技性のある運動は、マンネリ化することなく続けられます。さらに、1人っきりで行うエクササイズよりも、「人との駆け引き」も加味された運動刺激のほうが、認知予備力を発達させるのです。

最近、「多くの種類の運動活動をしている人ほど認知症になりにくい」という関係を認めた研究結果が報告されました。65歳以上の男女3375人について、認知症になった人とならなかった人とを比較すると、自転車、ジョギング、ボウリングなどの運動について、活動時間数よりも活動の種類が多い人ほど認知症になりにくいことが判明したのです。

4種類の活動をしていた人は1種類のみの運動活動をしていた人より認知症になる確率が半分に軽減したのです。

多くの種類の運動をするということは、脳と身体のさまざまな部位がとりこぼしなく、バランス良く刺激されることが健康に効くのでしょう。多くの種類の食事をバランス良く摂るのが健康に良いのと同じことでしょう。さらに、何種もの運動を仲間とすれば、人脈も広がることになります。運動の効果だけでなく社交性が高まる効果がますます認知予備力を高めるのです。

しかし、疲れている場合は、これらをこなそうとすることは逆効果。そういう場合は、１人っきりで、黙々と、ご自分の体力の半分ぐらいでできる、しっかり酸素を吸いながら、軽く汗ばむくらいで、リズミカルにする「有酸素運動」を行ってください。間違っても、友人と会話をしながら運動を楽しまないでください。

お勧めの運動は、散歩、サイクリング、水泳、ヨガ、座禅などです。これらのエクササイズが身体のみならず認知予備力にも関係する理由は、「リズム運動性」にあるのです。

ウォーキング・ジョギング・サイクリング・水泳などは、筋肉の緊張と弛緩《しかん》を左右・前後交互に繰り返すリズム運動です。呼吸のリズムも規則正しく行ってください。ペースを上げたり下げたりしないで、ずーっと一定のペースで単調に行ってください。リズム運動には脳を休め、記憶力を高める効果があります。

まずは、散歩をお勧めします。

広がりのある空間の中に身を置いて、五感を使って存在するものを感知するという、動物が本来持っている能力を刺激することが認知症防止にはたいせつです。

散歩は単なる運動ではなく、季節の移り変わり、気温の変化や風を感じて、空や木や花を眺めるなどを五感で受け止めるからです。

「見る」「聞（聴）く」「触る」「嗅《か》ぐ」「舐《な》める」という五感のすべてが、現代人は昔の人に比べて退化してきています。この五感を刺激することが、脳内ネットワークを活発化するには重要なのです。

自然の中に身をおいて、遠くの山を見つめたり、花の香りを嗅いだり、土に触れたりする散歩は、五感刺激法としては最適です。近所を歩くだけでもいいのです。

ペットの散歩をしている人は、あえて散歩の時間を取らなくても歩く時間があると思いますが、そうでない人は、週末の30分でもいいです。散歩の時間をつくってください。

そもそも、今、住んでいる自宅周辺の道を把握していますか？　まだ知らない道があるのではないでしょうか？　そういう道を歩いてみるだけでも、小さな発見があります。

散歩の雑誌や地元のタウン誌を見て、近場のお薦めスポットに足を運んでみるのもいいでしょう。電車で3、4駅ほどの場所にあるスポットでしたら、歩いてみるのもいいでしょう。途中で、喫茶店で休憩したり、もう歩けないと思ったら、そこから電車やバスに変更してもよいのです。

趣味に合わせた散歩もいいですね。静かに本を読むのが好きな人ならば、本を読むのに適した喫茶店や図書館の休憩室など、お気に入りの場所をいくつか見つけてください。歴史好きの人なら、石碑などを読んで意味を理解したり、植物好きの方なら公園や庭木の美しいお宅の木々を眺めて歩くのも楽しいでしょう。

ほか、建築を見て回るのが好きな人ならば、どういう人が造ったのかも思い描きながら、その建築家に著書があったら読んでみるなど、趣味から散歩へ、散歩から趣味の世界を広げていくことができます。グルメの方なら、デパ地下を試食しながら散策するのも楽しいでしょう。

取り入れてみたい「地中海式ダイエット」

アルツハイマーのリスクを軽減する食習慣として紹介されているのが、「地中海式ダイエット」です。

２００６年に、アメリカ・コロンビア大学メディカルセンターの食生活の疫学研究者ニコラス・スカミスが発表した『地中海式ダイエットとアルツハイマー病の危険』という論文によって広く知られるようになりました。ここで言う「ダイエット」とは、減量、痩身という意味ではなく、「伝統的に決められた食事」「食事で養生する療法」などを意味します。

もともとは1960年代のギリシャ・クレタ島の伝統的な食事法です。当時のクレタ島は、アメリカや他のヨーロッパ諸国よりも貧しく、医療施設や衛生環境が整っていなかったにもかかわらず、成人の平均寿命が世界最高だったことから、その食習慣に着目が集まったそうです。2010年には、ユネスコの無形文化遺産にも登録されています。

地中海式ダイエットの特徴は、穀物や豆類、魚を中心に食べることです。これで良質なタンパク質は十分に摂れます。また、低脂肪の乳製品を毎日、少量摂ることでカルシウムを補う効果があります。

それからオリーブオイルは、1日大匙《おおさじ》2杯ほど飲んでもいいくらいです。100歳医師の日野原重明先生がよくテレビでオリーブオイルを飲んでいるシーンも放映されています。加熱しないで生で摂ったほうがよいのですが、苦手な人は炒め物などに使う主な油をオリーブオイルにするとよいでしょう。特に低温の状態で実を絞り、絞りかすを除いて作られたエキストラバージンオイルには抗酸化物質が多く残っています。

和食も地中海式ダイエットの食事と、それほど大きな違いはありません。減塩和食に、オリーブオイルとカルシウム、乳製品を追加すれば、和食も立派なアルツハイマー予防食になるのです。

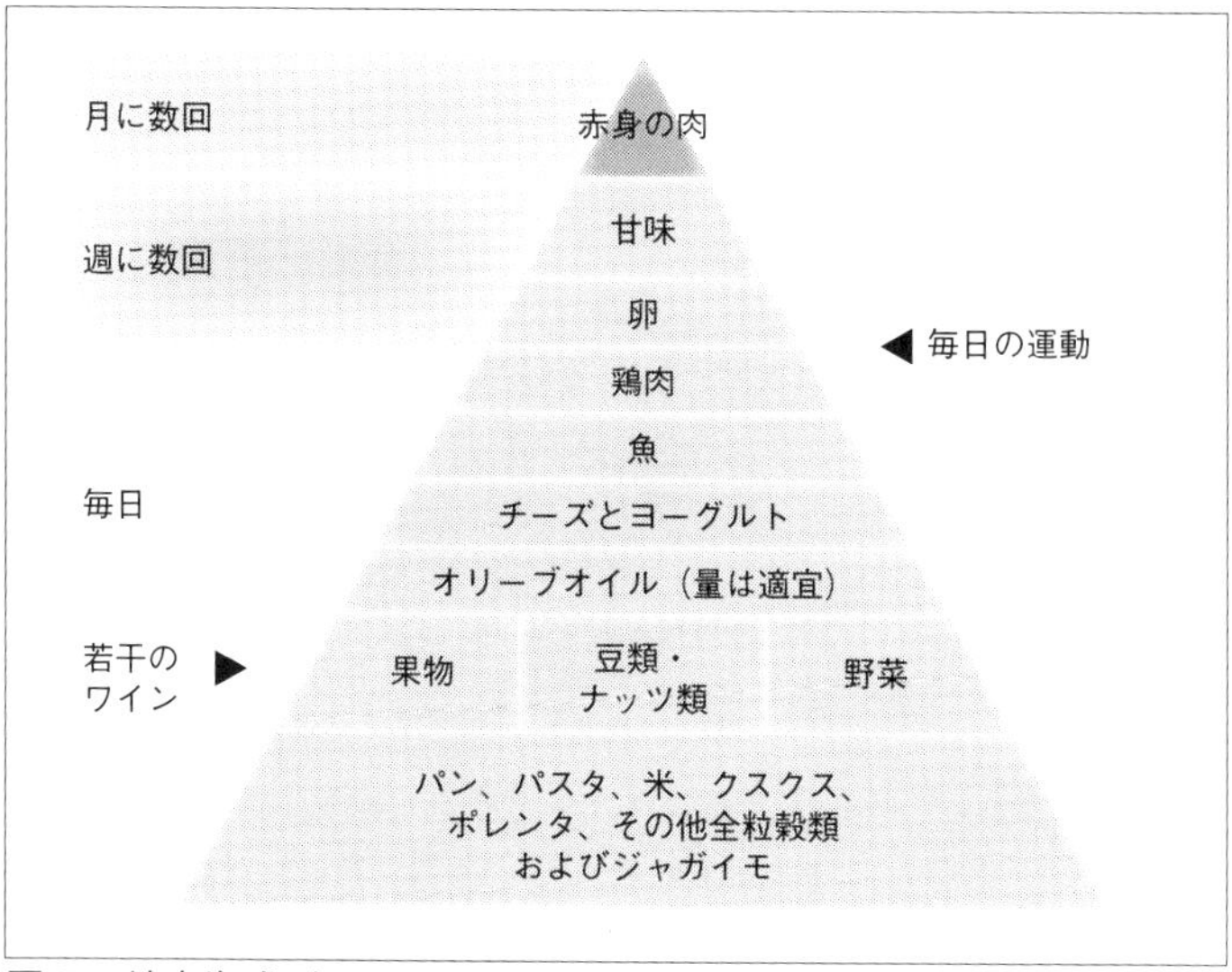

図5　地中海式ダイエットのピラミッドと特徴

【地中海式ダイエットの特徴】

①1年中、毎日、色鮮やかな7色の野菜、果物、豆類、穀物を種類も量もたくさん食べる。
②オリーブオイルを多用する。
③低脂肪の乳製品を毎日、少量摂る。
④動物性脂肪は魚を中心に摂る。

前ページの図5に、地中海式ダイエットにおける摂取食品のピラミッド構成を示します。

▼肉も食べよう

図に見るように、地中海式食事法では、魚を食べて、肉の量を減らしていくのが望ましいとされてきましたが、これは、あくまでも肉食文化の欧米の価値観です。最近の研究では、肉や卵などの動物性タンパク質を摂っている高齢者でも、植物性タンパク質を中心に摂っている高齢者より老化の速度が遅い人もいることがわかってきています。

つまり、肉もその人にとって適量ならば食べるべきものです。食べる肉の量と料理の方法に気を使っていただきたいと思います。

沖縄の元気な高齢者が豚肉をよく食べています。よく知られているものとして、ラフテー（ばら肉の角煮）、ソーキ（あばら骨の煮込み）そばなどがあります。このほか、耳の軟骨を使ったミミガー、豚足を煮込んだテビチ、内臓を使った中身汁など、沖縄の人は「豚の鳴き声以外は全部食べる」という言葉もあるそうで、「一物全体」の文化があります。

そして、よく行われている調理法として、調理する前に豚肉を茹《ゆ》でて、その茹で汁を一、二度捨てる「茹でこぼし」という方法があります。これで、肉の余分な脂を取り除くことができます。

このような方法は、長寿を保っている秘訣《ひけつ》の一つだと思われます。肉類を食べるときには、調理法で余分な脂を取り除くようにしましょう。このような肉食文化は沖縄の健康長寿を長く支えてきました。ところが近年、ハンバーガーやステーキ、フライドチキンに変更されたツケが、長寿王国の陥落につながったのです。

コーヒー？　酒？　何を飲もうか？

最近、コーヒーは、胃腸だけでなく脳の健康にも良いという情報もあります。「中年期にコーヒーをよく飲む習慣は認知症になりにくい」という研究結果が、２００９年に医学雑誌に発表されたのです。

この研究によると、中年期から1日3杯から5杯のコーヒーを飲んでいた人は（なかなかの量ですね）、熟年期に認知症になる危険性が65％も減少したことを認めました。この研究は、コーヒーと対照として紅茶の効果も調べられました。その結果、「紅茶は認知症予防効果なし」という結論が出たのです。

誰しも、自分の国の文化は誇りたいものです。前述の研究では生彩がなかった紅茶ですが、紅茶のご当地イギリスの調査では、紅茶を多く飲むほど認知症予防効果が高まるという結果が報告されています。

我が国でもお国自慢の研究結果があります。東北大学から、「緑茶を飲むとボケない」という研究結果が報告されています。仙台市の郊外に住む年齢70歳以上の約1000人を対象として、嗜好飲料と認知症の発症の因果関係を研究したのです。研究対象となった人たちは、認知機能の試験を受け、また緑茶等の飲料をどの程度の頻度で飲んでいるかのアンケートを申告したのです。

その結果は、1日2杯以上緑茶を飲む人たちは1週間に3杯以下しか飲まない人たちに比べて、認知機能低下のリスクが0・46と半減するというものでした。この研究では、コーヒー、紅茶、ウーロン茶では緑茶のような「認知症予防効果」は認められなかったと結論づけています。コーヒー・紅茶・緑茶は、どれもが同じように種々のポリフェノールが含まれているのに、お国によって研究結果が違ってくることは、いったい何を意味しているのでしょうか？　しかも、いずれもその国特有の嗜好品に軍配が上がるなんて。

つまり、これらの研究結果は、飲み物の純粋な成分以外の因子が「ボケ予防」に関係しているのではないでしょうか。嗜好品を飲みながら友人とよく触れ合うことが、ボケ予防に効いているのでは。要するに仙台では、緑茶を飲む人が紅茶を飲む人より圧倒的に多いため、「茶飲み友達」を作りやすい。それに対して、イギリスでは紅茶党がメジャーということなのでしょう。

疫学調査では、赤ワインの認知症予防効果が有名です。赤ワインが生活習慣病の予防に大きな効果があるのは、ブドウの皮に多く含まれるポリフェノールが関係している、という学説が有力です。しかし、赤ワインの病気予防効果は、ポリフェノールによるものだけなのでしょうか？

ヨーロッパの街角では、4〜5人のお年寄りが屋外のテラスで談笑している姿をよく見かけます。テーブルの上には、赤ワインが入ったデキャンタを囲んで、オリーブ油を使った料理やイワシの酢漬け等が並べられています。ボルドーの疫学研究で、赤ワインを毎日3〜4杯飲む人の成績が良かったのは、ポリフェノールの効果だけではなくて、ワインのつまみや友人と語らう楽しい時間、というプラスアルファが大きく効いているのかもしれません。

要するに、何を飲むかではなく、「誰と飲むか」で決まってくるのではないでしょうか。

毎日昼寝を――脳の夏休み

人は、おなかがいっぱいになると眠くなるもの。午後の仕事で、睡魔に襲われて、ついつい居眠り……なんていう経験は誰しも一度はあるのではないでしょうか。

「ねえねえ、ランチミーティングで、お弁当を食べ終えたあと、部長ウトウトしてたよね」

「してた！」

なんて、こっそり噂されてしまっているかもしれません。

昼寝は、実は認知症予防の観点からは、非常にプラスになっていると言えます。筑波大学の朝田隆教授が、茨城県利根町で介入研究（今までの認知症予防に効果がありそうな知見を踏まえて、健常者に、積極的にそのライフスタイルを導入して、その効果を調べる研究）を行いました。

利根町の65歳以上の４００名に、30分以内の昼寝などを中心としたライフスタイルを実践してもらったのです。その結果、介入しなかった１５００名と比べて、認知症の発症が75％に減少したのです。さらに昼寝グループは記憶テストの成績も向上したというのです。

眠いのに、無理に眠気を我慢していると、脳の働きが弱まり、ストレスも溜まります。そういうときは、ほんの少し眠って、頭をすっきりさせたほうがいいのです。

会社で働いている人にとっては、昼寝の時間をとることは難しいでしょう。しかし、横になって眠らなくても、椅子やソファに座って居眠りするだけでも、脳を休める効果は十分です。自分のデスクでは周りの目が気になるようなら、ゆったりしたソファのあるカフェを探すのもよいでしょう。

毎日でなくても、疲れているときや時間があるときに、わずかな時間の昼寝を実践してみてください。実際、仕事の効率を高めるために、昼寝の制度を取り入れる会社も少しずつ増えています。

ただし、昼寝は30分以内にして、３時以降は眠らないのがコツ。昼間に長時間眠ってしまうと、夜なかなか寝つけなくなって質の良い睡眠が損なわれ、かえって脳のためになりません。規則正しい睡眠は脳にとってとても重要です。睡眠の効果は脳を休めることだけだと思われる方もいるかもしれませんが、それは間違い。実は睡眠中の脳の中は、脳内の記憶を整理したり、脳にいく血液の量を増やしたりしていて、活性化しているのです。

身体に良いことは脳にも良い！

私たちの身体と心を支配する神秘のベールに包まれた脳ですが、心臓や肝臓と同じ、人間の臓器には違いありません。当然、臓器としての脳のメンテナンスが必要となります。

そこで、全米アルツハイマー協会（ＡＡ）推薦の「脳を健やかに保つ注意点」と日本脳卒中協会とが勧める生活習慣のエッセンス10箇条を次に示します。

①測定値をたいせつに！
体重、血圧、コレステロール、および血糖の測定値を望ましい範囲に保ちましょう。
②手始めに高血圧から治しましょう！
③糖尿病、放っておいたら悔い残る！
④脳の健康は心臓から！
心臓が悪いと脳にも悪影響。脳のためにも心臓病、不整脈の点検を。
⑤喫煙自体が病気の一つ！
⑥高すぎるコレステロールを見逃すな！
⑦万病の引き金になる太りすぎ！
⑧身体と同様、たいせつなのは心の健康。心療内科も積極受診！
⑨頭の怪我《けが》に注意！
⑩信頼できる「かかりつけ医」を持とう！

それでは皆さん、元気でのんびりといきましょう。

おわりに――豊かな人生の構築に向けて

本書の使命は、皆さんの、現在の悩める〈もの忘れ〉の原因の解明と不安の解消。さらには老後の認知症の予防でした。

そして日常茶飯の〈もの忘れ〉は、認知症の〈もの忘れ〉とは似て非なるもの、ということをお示ししました。しかしながら、その〈もの忘れ〉の陰には、老後の認知症以上に恐ろしい原因・真犯人が隠されていることもご理解いただけたものと思います。本書では、私たちの〈もの忘れ〉の原因を、脳科学的手法を用いて解明してきましたが、何げない〈もの忘れ〉に、私たちの生き方・生活習慣や社会のありさまが反映されていることには驚きを感じます。

〈もの忘れ〉は、現代人の疲労の証《あかし》。情報過多で不安社会に巻き込まれ、疲弊した、皆さんの記憶機能をいち早く健康にしていただきたいと思います。記憶力とは、私たちの単純な記憶・情報処理機能に関係しているだけではありません。記憶は、私たちの幸せな生活と、希望・夢を一手に担っているのですから。

本書によって、ご自分の「もの忘れ」の根本的な原因を突き止めて、生活習慣を変えることによって、〈もの忘れ〉を解消することをお楽しみいただけたのなら、とても、うれしく思います。

習慣を変えると、脳が変わる。脳が変わると、記憶の認識が変わる。記憶が変わると、〈もの忘れ〉の不安が消える。〈もの忘れ〉の悩みが消えると、人生が変わる。私たちが人生を豊かにするには、日々の生活を少し変えるしかないのです。

それゆえ、皆さんには、ぜひ日々の生活を少々改変し、喜びを持った人生に変えて生きていってほしいと願っています。

著者略歴

医学博士。おくむらクリニック「もの忘れ外来」院長。一九九八年、岐阜大学大学院医学博士課程修了、ノースキャロライナ神経科学センターに留学。日本脳神経外科学会評議員、日本認知症学会専門医・指導医。

脳神経科学の研究に携わると同時に、臨床医として日々一〇〇人以上を診ている。日本全国から数多くの受診者が来院するため、予約が3ヵ月先になる。

著書には『「もの忘れ外来」１００問１００答』（阪急コミュニケーションズ）、『脳神経外科医が教える「続ける・やめる」は脳でコントロールできる！』（青春出版社）、『40代からはじめるボケない生活術』（静山社文庫）など多数がある。

もの忘《わす》れは治《なお》る！

――40代《だい》～60代《だい》の「問題《もんだい》ないもの忘《わす》れ」と「危《あぶ》ないもの忘《わす》れ」

二〇一三年一一月一〇日　第一刷発行

著者　奥村《おくむら》　歩《あゆみ》

発行者　古屋信吾

発行所　株式会社さくら舎　http://www.sakurasha.com

東京都千代田区富士見一-二-一一　〒一〇二-〇〇七一

電話　営業　〇三-五二一一-六五三三　FAX　〇三-五二一一-六四八一

編集　〇三-五二一一-六四八〇

振替　〇〇一九〇-八-四〇二〇六〇

装丁　石間　淳

カバー写真　木村文平

印刷・製本　中央精版印刷株式会社

©2013 Ayumi Okumura Printed in Japan

ISBN978-4-906732-56-2

本書の全部または一部の複写・複製・転訳載および磁気または光記録媒体への入力等を禁じます。これらの許諾については小社までご照会ください。

落丁本・乱丁本は購入書店名を明記のうえ、小社にお送りください。送料は小社負担にてお取り替えいたします。なお、この本の内容についてのお問い合わせは編集部あてにお願いいたします。

定価はカバーに表示してあります。

さくら舎の好評既刊

片山洋次郎

ビジュアル版　日々の整体

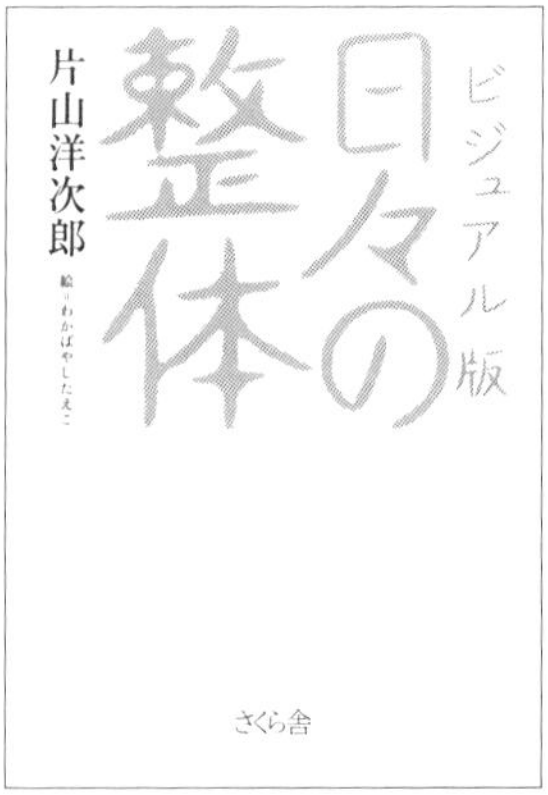

朝・昼・夜、身心が疲れたとき、痛いとき、
自分でできる整体法で身体が生まれ変わる！

1600円（＋税）

定価は変更することがあります。